PRÉCIS
HISTORIQUE
DE LA FIÈVRE.

IMPRIMERIE DE GUIRAUDET,

RUE S.-HONORÉ, N. 315.

PRÉCIS

HISTORIQUE

DE LA FIÈVRE,

RATTACHÉ

A L'HISTOIRE PHILOSOPHIQUE

DE LA MÉDECINE,

PAR

THOMAS DAGOUMER.

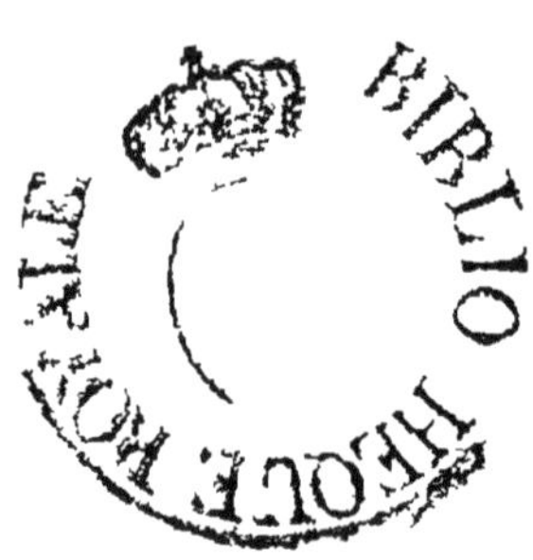

PARIS,
CHEZ GERMER-BAILLIÈRE,
RUE DE L'ÉCOLE DE MÉDECINE, N. 13,
PIERRE BLANCHARD, QUAI DE L'ÉCOLE, N. 10;
PUECH, BOULEVART S.-MARTIN, N. 21.

1831.

DES DIVERSES SIGNIFICATIONS

DU MOT FIÈVRE,

ET DES OPINIONS DES MÉDECINS SUR CETTE MALADIE.

Dans l'art difficile de guérir où la moindre équivoque dans le langage peut entraîner les conséquences les plus funestes, il serait naturel de croire que le mot *fièvre*, ce mot qui est tous les jours dans la bouche des médecins, et qu'on rencontre à chaque page de leurs écrits, doit avoir une signification précise, et que l'idée attachée à ce mot dans le principe, n'a dû ni pu varier depuis. Cette croyance est d'autant mieux fondée que *la fièvre*, quelle que soit sa nature, est entièrement indépendante de l'opinion des hommes, et essentiellement de nos jours ce qu'elle a été de tout temps.

pendant les recherches que nous avons faites et dont nous allons donner le résultat,

démontrent e contraire. Un médecin (1), en parlant du *croup*, a dit qu'il serait peut-être difficile de trouver une maladie qui ait reçu autant de noms. On pourrait dire du mot *fièvre* qu'il serait peut-être impossible de trouver dans le vocabulaire de la médecine un mot dont l'acception ait changé plus souvent, et auquel on ait attaché plus d'idées différentes et même contraires. Entrons en matière.

Par le mot grec *pyretos*, dérivé de *pyr* feu, rendu en latin par *febris* et en français par *fièvre*, Hippocrate paraît avoir entendu et désigné cette chaleur brûlante dont les corps vivants sont pénétrés dans un très-grand nombre de maladies. Selon la remarque de Riolan, il appelait la fièvre un feu, et fébricitants ceux qui étaient consumés par ce feu : *Hippocrates quidem febrem appellat ignem, et febricitantes igne correptos*. Les divers symptômes qui accompagnent toujours cet état de chaleur n'échappèrent pas sans doute à Hippocrate; mais il n'y avait point égard lorsqu'il considérait la fièvre en elle-même. Il s'attachait donc au phénomème le plus constant dans les ma-

---

(1) Le docteur Ruette.

ladies, sans s'arrêter à ceux dont l'apparition, quoique fréquente, n'a pas toujours lieu. La preuve la plus certaine qu'Hippocrate considérait la fièvre ainsi que nous le supposons, se tire de la manière dont il en jugeait. Sa pratique entièrement oubliée est remarquable : il n'explorait point le pouls ; Haller en fait la remarque. *Solum ferè pulsum negligit.* L'exploration du pouls, comme nous le verrons bientôt, ne fut réduite en art que dans des temps postérieurs. C'était en appliquant la main sur les différentes parties du corps qu'il reconnaissait la fièvre ; et il estimait son intensité par le degré de chaleur que ces mêmes parties offraient au toucher. Hippocrate, dans ces temps reculés, n'était pas le seul qui jugeait ainsi de la fièvre. Il ne faisait que se conformer à une pratique reçue avant lui, et qui, selon toute apparence, remontait à la plus haute antiquité (1). Passons à Galien.

Ce médecin donna une définition précise

---

(1) Antiqui medici febris vehementiam ex gradu caloris æstimabant; ac constat apud eruditos Hippocratem manubus, pectori et abdomini sparsim admotis de febris præsentiâ potiùs quam ex pulsu judicasse. *Sauvages. Nosolog.*

de la fièvre ; mais il s'écarta de l'idée simple qu'Hippocrate s'en était formée. Le père de la médecine, ainsi que nous l'avons dit, s'était borné à la seule considération de la chaleur. Le médecin de Pergame y joignit celle qui pouvait se tirer de l'état du pouls. La fièvre, selon lui, ne consiste pas dans un excès de chaleur seulement, mais encore dans la violence et la fréquence des pulsations artérielles (1).

Cette addition devait conduire à des observations sur le pouls; Galien les fit. Elle devait opérer un changement dans la doctrine de la fièvre; c'est ce qui arriva. Ce changement, introduit par Galien, est remarquable en ce qu'il ouvrit la porte à tous ceux qui ont été faits depuis.

La doctrine de Galien, reçue dans toutes les écoles, y régna paisiblement pendant quatorze cents ans. Il n'en fut pas de même au commenment du 16e siècle. A cette époque, Paracelse, médecin déjà fameux par la nouveauté

---

(1) Febris est innati caloris mutatio seu declinatio ad statum præter naturam, pulsibus vehementioribus ac crebrioribus redditis.

de ses recherches chimiques, le devint plus encore par l'emportement brutal avec lequel il fronda la doctrine des anciens et celle de Galien. Tandis qu'il soulevait contre lui les galénistes (1) offensés dans la personne du maître, d'ardents prosélytes grossissaient son parti et embrassaient sa doctrine. Il s'éleva un

---

(1) Quelques-uns d'entre eux n'avaient pas plus de modération que leurs antagonistes; on en peut juger par le passage suivant, tiré d'un petit ouvrage qui a pour titre : *Medicinæ theoreticæ medulla, seu medicina animi et corporis*. Cet ouvrage fut publié en 1671, par un certain *Paul Dubois du Bé*, *méd.*

Voici comment il s'explique au sujet de la chimie et de Paracelse en particulier :

Hæc autem chymia ingeniorum fascinatrix, auctorem suum agnoscit Paracelsum qui se hujus principem non minus quàm cœterarum scientiarum monarcham prædicat, licet omnes agnoscant hujus ætatis esse abortivum fœtum cujus mater impudentia, obstetrix sæculi licentia, nutrix hominum stultitia, cujus tandem religio impietas. Hic enim non minus prodigiosè impius quam ignarus, plures effingit deos qui nos effingunt ad flagitia, qui etiam de Christo malè sentiens, ejus miracula non potentiæ divinæ, sed arti magicæ artificiosè videtur tribuisse. Exhorrescat medicus christianus tantæ impietatis præstigia, nec ei detur ebibere quod portentosus ille homo ex ore spurcissimo evomuit. p. 13.

schisme dans la médecine. La nouvelle secte, connue sous le nom de chimistes, rejetant les idées d'Hippocrate et de Galien sur la fièvre, s'en fit d'autres conformes à ses principes. Cette affection fut regardée par la secte comme un mouvement d'effervescence ou de fermentation imprimé au sang et aux humeurs, à l'aide duquel la masse des fluides est purgée et débarrassée de ce qu'elle contient d'impur (1). Ainsi, les chimistes remplaçaient la chaleur d'Hippocrate et l'action organique de Galien, par l'idée d'une fermentation et d'une effervescence des humeurs. Le mot fièvre signifiant alors purgation, l'acception de ce mot ne changea pas seulement; la pathologie de la fièvre devint purement humorale.

Tandis que les médecins orthodoxes étaient occupés à combattre la doctrine des chimistes,

---

(1) Videtur enim quod febris sit tantum fermentatio seu effervescentia immodica sanguini et humoribus inducta, hujus nomem a februo seu purgamento, quod etiam à ferveo derivatur ortum ducit. Quæquidem vox commode omnino febri imponitur, eo quod sanguis in hoc modo effervescit et insuper fervore suo velut mustum efflorescens a sordibus purgatur. *Willis, de febr. cap.* 1.

celle de Galien recevait des atteintes plus dangereuses que celles dont ils voulaient la garantir. Un coup imprévu partait d'en-haut, qui ne pouvait être paré ni évité. Les chimistes n'avaient réellement que du soufre et de l'effervescence dans la tête. Mais au Nord de l'Europe, dans une île voisine du Continent, un homme qui joignait une instruction universelle à la plus rare profondeur de jugement, renversait d'une main hardie le système des connaissances humaines ; et sur les ruines de cet antique édifice jetait les fondements d'un monument nouveau. L'apparition d'une foule de grands hommes en tous genres, et les circonstances les plus heureuses favorisant le succès de cette entreprise, dans le court espace d'un siècle il s'opéra une révolution totale dans la philosophie et dans toutes les branches de la physique. La médecine devait se ressentir de cette révolution ; elle changea de face. Le galénisme tombant dans le discrédit fut perdu sans ressource.

Sur les ruines du galénisme, on vit successivement s'élever trois systèmes principaux de médecine. Celui de Stahl, fondé sur la supposition que la puissance de la nature réside dans l'âme rationnelle : celui d'Hoffmann, remarquable par la doctrine du spasme et de l'atonie, qui rappelle celle du *strictum* et du *laxum* des méthodistes, et par l'attention qu'il donna le premier aux fonctions du système nerveux : enfin celui de Boerhaave, supérieur aux deux autres dont il est en partie composé, mais incomplet à beaucoup d'égards, et insoutenable dans quelques-uns de ses points capitaux. Ces innovations successives dans le système général de la médecine, en entraînèrent nécessairement d'analogues dans la doctrine particulière de la fièvre : essayons d'en donner une idée précise.

OPINION DE STAHL

SUR LA FIÈVRE.

Ce médecin considère la fièvre comme un effort salutaire du principe vital, à l'aide duquel les mouvements sécrétoires et excrétoires sont augmentés au-delà de leur état naturel; mais en telle sorte cependant, qu'ils tendent, *pour l'ordinaire*, à détruire et à chasser toute matière morbifique (1).

L'école de Stahl admet le sentiment de ceux qui font dériver le mot *fièvre* de *februare* (2).

---

(1) Febris est principii vitalis salutare conamen quo motibus secretoriis et excretoriis ultra gradum naturalem auctis, ut plurimum tamen satis proportionatis, morbiferam aliquam materiam sive præoccupare sive removere intendit. (*Junk. conspect. med. tab.* 39, p. 251.)

(2) In hoc sensu commode febris vocabulum derivatur ab antiquo februare, id est, expurgare specialis-

Telle est l'idée que notre auteur conçoit de la fièvre; idée empruntée des médecins qui l'avaient précédé. Sydenham avait déja regardé les maladies et la fièvre comme un effort de la nature. De leur côté, les chimistes avaient fait de la fièvre une espèce de purgation. Il n'entre pas dans notre plan de faire en ce moment la critique des opinions que nous rapportons; cependant nous demanderons si un effort salutaire du principe vital, qui est en même temps une maladie, n'implique pas contradiction; nous demanderons pourquoi il est si souvent nécessaire de combattre cet effort salutaire, et pourquoi aussi, dans certains cas, il est utile de provoquer cette maladie comme moyen de guérison? Nous demanderons si le mot *d'effort salutaire* peut s'appliquer plus particulièrement à la fièvre qu'à tous les actes conservateurs de la vie qui sont nécessairement une suite d'efforts salutaires; car la vie, comme l'a observé Xavier Bichat, est l'ensemble des fonctions qui résistent à la mort? Sans nous arrêter plus long-temps à l'opinion de Stahl sur

sime à ritibus illis solemnis februa appellatis quibus domicilia ab umbris erratis defunctorum repurgare intendebant. *id.*

la fièvre, nous ferons cette remarque : qu'elle est en opposition avec celle de Fernel qui regarde la fièvre comme un ennemi qui trouble les fonctions de la vie et met le désordre dans l'économie animale (1).

---

(1) Febris essentia calor est præter naturam qui quum adest tanquam hostis infensus insiti illius substantiam semper oppugnat, labefactat, omnesque functiones interpellat. *De feb. cap.* 1.

OPINION D'HOFFMANN

SUR LA FIÈVRE.

Hoffmann ne donne point une définition particulière de la fièvre. Après avoir fait observer avec Lommius qu'elle est la plus fréquente des maladies, et qu'elle s'associe à toutes les autres, il entreprend de la faire connaître en exposant méthodiquement tous les symptômes qu'il croit lui appartenir. Il donne ensuite l'explication de ces mêmes symptômes à l'aide de sa doctrine du spasme et des principes mécaniques. Les symptômes auxquels il s'attache sont le frisson, la chaleur, et le retour périodique des paroxysmes. Voici l'explication qu'il donne du frisson. Lorsque les extrémités des vaisseaux sont affectés de spasme, le resserrement qu'ils éprouvent exprime le sang qu'ils contiennent, alors ce fluide rétrograde. Le retour du sang vers la peau étant empêché, il en résulte le frisson ; et les veines, qui auparavant étaient gonflées, diminuent de volume et finissent par disparaître (1).

Il passe ensuite à la chaleur fébrile qu'il explique par une cause mécanique. Selon lui, la stase du sang vers les régions précordiales et cérébrales détermine une réaction de système dans la quelle le sang se porte avec violence du centre à la circonférence. L'agitation intestine dans laquelle se trouve ce fluide donne lieu au développement de la chaleur (2).

---

(1) Extremis corporis vasculis spasmo contractis et constrictis, sanguis omnis ex illis exprimitur et retrocedit. Et influxus ejus in cutis corticem impeditur undè sensus frigoris adest, venæ quæ antea turgebant, in ipsa cute fiunt minores et visum effugiunt.

(2) Quando spasmis sanguis reprimitur ad præcordia et cerebrum ibi conjestus et pondere et irritatione cordis musculos ad motum intensiorem provocat, et in cerebro majorem influxum spirituum in cor et musculos parit, unde violenta cordis et arteriarum constrictio, et hinc commotio intestina et progressiva sanguinis fortior pendat et inæqualis, in quâ essentia caloris fundatur. *Fund. med.*

La raison qu'il donne du retour périodique des paroxysmes fébriles n'est pas aussi satisfaisante. Les fièvres ayant coutume de revenir à des jours et à des heures marqués, on doit supposer, dit-il, qu'il se forme une quantité de matière fébrile capable d'agacer la fibre des parties où elle est accumulée et d'y produire le spasme (1).

A chaque accès, ajoute-t-il, une partie principale de la matière morbifique se trouvant dissipée, il faut nécessairement un certain temps pour qu'il s'en forme une nouvelle collection, capable de produire l'agacement spasmodique (2).

Hoffmann termine par la réflexion suivante : Tout s'accomplit, dit-il, dans le microcosme de même que dans la nature, selon un certain ordre, avec poids et mesure et dans des

---

(1) Febres stato die et horâ recurrere solent præsuppositâ generatione materiæ febrilis, in certâ quantitate ac qualitate quæ fibrillas partium vellicare et spasmodicè afficere apta est.

(2) In omni paroxysmo cum maxima materiæ morbificæ pars differtur, necesse est ut requiritur certum quoddam tempus, quo iterum fiat collectio apta ad vellicationem.

temps marqués (1). La périodicité des accès pouvant être rapportée avec plus de vraisemblance à une cause mécanique qu'à une cause humorale, il est assez étonnant qu'Hoffmann, comme mécanicien, n'ait pas mis à profit cette observation qui conduit naturellement à une explication mécanique.

La doctrine de ce médecin mérite une attention particulière. Nous nous y arrêterons un moment pour faire voir combien le jugement qu'Hoffmann porte sur la fièvre s'éloigne de celui d'Hippocrate et de ses prédécesseurs. Les Grecs en effet avaient conçu de la fièvre une idée extrêmement simple : pour eux elle consistait uniquement dans une augmentation de la chaleur vitale. Ils considéraient la chaleur contre nature comme une cause générale de trouble et de désordre dans l'économie animale. Cette manière de voir est très-simple et très-belle ; nous en donnerons la raison plus tard. Hoffmann conçoit de la fièvre une tout autre idée ; il la fait consister dans le frisson, et dans la chaleur qui lui succède, c'est-à-dire,

---

(1) Ut in totâ rerum naturâ, sic quoque in nostro microcosmo omnia certo numero, pondere, mensurâ et tempore fiunt

dans deux affections maladives des corps, dépendantes, l'une de l'oppression des forces vitales, l'autre du développement énergique de ces mêmes forces. Ainsi la chaleur fébrile, qui est la fièvre des Grecs, n'est plus pour Hoffmann qu'un élément de cette affection; et le frisson, qui est le contraire de la fièvre, devient un autre élément de la fièvre (1).

La doctrine d'Hoffmann nous a paru séduisante. Toutes ses parties sont étroitement liées entre elles, et leur enchaînement paraît naturel; mais nous n'en avons pas moins reconnu qu'elle repose, dans des points capitaux, sur autant d'hypothèses fausses. La chaleur fébrile, produite par l'agitation du sang et le frottement de ses molécules, n'est plus soutenable. Une pareille explication n'est évidemment qu'un abus des connaissances mécaniques. Le retour des paroxysmes fébriles, attribué à la formation d'une certaine quantité de matière morbifique dans l'intervalle de chaque accès, n'est une

(1) Rigor horrorve intermittentium febrium tametsi accessionis est initium, febris tamen haudquaquam censeri potest, quod nondum sit calor incensus. *Fernel, de feb. cap.* I. *p.* 241.

chose ni bien trouvée, ni vraisemblable. Ce point de la doctrine d'Hoffmann, reproduit par Hecquet et Andri, a été victorieusement combattu par Bordeu, dans ses recherches sur les maladies chroniques, pag. 94, 96. Passons à la doctrine de Boerhaave, ou plutôt à l'opinion qu'il a de la fièvre.

OPINION DE BOERHAAVE

SUR LA FIÈVRE.

Nous venons de voir qu'Hoffmann ne donne point de définition de la fièvre ; qu'il se borne à l'exposition des différents symptômes qui la constituent, sans donner la prééminence à aucun d'eux. Boerhaave suit en partie la même marche ; mais il s'écarte de son prédécesseur, en ce qu'il comprend dans la fièvre un plus grand nombre de symptômes, et qu'il s'attache à l'un d'eux comme au signe pathognomonique de cette affection.

Dans toute fièvre produite par une cause interne, dit-il, on observe du frisson, de la vivacité dans le pouls, et de la chaleur ; mais entre toutes ces choses, la seule vivacité du pouls, qui a lieu depuis le commencement de l'accès jusqu'à la fin, est aussi le seul signe par lequel le médecin puisse juger de la fièvre (1).

C'est par une suite de cette manière de voir qu'il dit que la contraction du cœur, plus fréquente, et la résistance augmentée vers les vaisseaux capillaires, donnent une idée absolue de toute fièvre aiguë (2).

Nous ne ferons qu'une seule réflexion au sujet de la doctrine de Boerhaave ; c'est que la fièvre, dans l'opinion de ce médecin, consiste, non pas uniquement, mais principalement dans l'*irritation des organes sanguins*, et qu'alors *fièvre* et *irritation des organes sanguins*, paraîtraient *synonymes*. Nous ajouterons que, venu postérieurement à Fernel, qui regarde la fièvre comme un ennemi acharné, *tanquam hostis infensus*, et à Stahl, qui la considère

---

(1) In omni febre à causis internis ortâ, horripilatio, pulsus velox, calor vario febris tempore vario gradu adsunt. *Aph.* 563. Quæquidem symptomata in omni febre adsunt, sed sola velocitas pulsus adest, ex his omni febris tempore ab initio ad finem eâque solâ medicus præsentem febrem indicat. *Aph.* 570.

(2) Adeoque velocior cordis contractio, cum aucta resistentia ad capillaria febris omnis acutæ ideam absolvit. *Aph.* 581.

comme un effort salutaire du principe vital, Boerhaave concilie ces deux médecins, en la donnant tout à la fois comme une cause de maladie, de mort, et souvent de guérison (1).

Terminons ce que nous avons à dire sur la doctrine de Boerhaave par cette remarque : que ce médecin qui décrit avec soin les symptômes de la fièvre, tels que le froid, le tremblement, l'anxiété, la soif, les nausées, les rapports, le vomissement, la faiblesse, la chaleur, garde le plus profond silence sur le phénomène le plus étonnant et le plus difficile à expliquer. Il ne dit point, pour me servir des paroles d'un écrivain célèbre, quel est le principe secret qui se développe à des heures réglées dans les fièvres intermittentes, quel est ce poison qui se renouvelle après un ou plusieurs jours de relâche, où est ce foyer qui s'éteint et se rallume à des moments marqués.

Ici finit la tâche que nous nous étions donnée. En résumant ce que nous venons de dire au sujet du mot *fièvre*, on voit qu'il signifie,

(1) Febris frequentissimus morbus, inflammationi individuus comes, plurium morborum, mortis, et sæpè sanationis, optima causa. *Aph.* 558.

selon Hippocrate, *chaleur brûlante;* selon Galien, après Asclépiades, *chaleur contre nature, accompagnée d'exhaussement du pouls;* selon les médecins du seizième siècle, *fermentation et ébullition du sang et des humeurs;* que Fernel la regarde comme *un mal*, et Stahl, comme *un bien*; et Boerhaave, comme *une cause de mort, et souvent de guérison;* qu'Hoffmann la confond avec *le spasme*, et Boerhaave, avec *l'irritation des organes sanguins.* On observe encore que la chaleur contre nature, qui est la fièvre au jugement d'Hippocrate, se trouve n'être plus qu'un symptôme de la fièvre, dans l'opinion d'Hoffmann, et que l'exhaussement du pouls, regardé par Galien comme un accident secondaire et concomitant de la fièvre, devient pour Boerhaave, le signe caractéristique de cette affection, et le seul signe qui puisse la faire reconnaître. Nous ajouterons que si les Grecs ont désigné la fièvre par des mots qui signifient *feu*, *chaleur*, les Allemands de leur côté lui ont donné des noms qui signifient *froid* (1).

---

(1) Voyez *Doleus*, encyclop. medic. de febr. lib. IV. et *Piens*, de febr. cap. 1.

Tel est, depuis Hippocrate jusqu'à Boerhaave, le tableau abrégé, mais exact, des diverses acceptions que le mot fièvre a reçues, et des opinions qui ont partagé les médecins sur la nature de l'affection désignée par ce mot. La suite de nos recherches fera voir que l'opinion des médecins sur ce point important, n'a pas été fixée depuis et qu'elle doit encore flotter long-temps.

Nous eussions pu passer en revue un plus grand nombre de doctrines, et donner à ce travail une étendue à laquelle notre sujet se prêtait. Mais il nous suffisait de prouver qu'on n'a jamais été d'accord sur le sens qu'on doit donner au mot *fièvre*, ni sur la nature de la chose que ce mot doit exprimer. Voilà ce qu'il fallait établir. La prolixité et l'érudition n'auraient rien ajouté aux preuves que nous avons choisies.

En consultant l'histoire, nous avons remarqué que dans l'espace de vingt siècles et plus, il a été donné à très-peu de médecins de changer la face totale de l'art, et de donner une direction nouvelle à l'universalité des esprits. Nous avons encore remarqué que dans tous les temps, les travaux de la multitude roulent sur les idées de quelques hommes privilégiés, qui règnent par l'ascendant du génie et des connaissances. Nous avons dû nous arrêter aux uns, et négliger les autres, ou n'en parler qu'accidentellement.

Enfin, nous aurions pu, en nous bornant à un petit nombre d'auteurs, rapporter un plus grand nombre de passages de leur doctrine; mais comme nous nous sommes moins proposé d'en donner une analyse que de faire connaître le point de vue principal sous lequel chacun d'eux a considéré la fièvre, des détails devenaient superflus et même entièrement inutiles.

Avant de reprendre la suite du tableau dont nous avons tracé la première partie, il est nécessaire de faire connaître le dessein dans lequel il a été entrepris; de revenir sur des choses qui n'ont été qu'indiquées, et de parler d'autres qui ont été omises pour ne pas nuire à la rapidité de notre discours.

SUITE DU TABLEAU PRECÉDENT.

DESSEIN DE L'AUTEUR EN LE COMPOSANT.

Pline le naturaliste, dans son temps, a cherché à décréditer les médecins. Montaigne, dans le sien, ne les a point épargnés. Molière a versé le ridicule à pleines mains sur ceux de son siècle. Boileau, en passant, leur a décoché quelques traits de satire. L'auteur d'Emile a fait tous ses efforts pour dégoûter les malades de la médecine. Il n'y avait qu'un médecin qui pût aller plus loin; c'est ce qu'a fait François Boissier de Sauvages, médecin de Montpellier. Ce médecin les surpasse tous, puisqu'il va jusqu'à en dégoûter les médecins eux-mêmes. Nous renvoyons le lecteur, pour la vérification du fait, au discours préliminaire de sa *Nosologie méthodique*(1).

---

(1) Nullus est qui, vulgaribus medicinæ principiis imbutus, animum paulo attentiùs ad praxim appulerit, cu-

Les détracteurs de la médecine n'ont employé contre elle que des sophismes et des sarcasmes. Admis à sa confidence intime, Sauvages la montre par son côté dangereux pour les malades, et désespérant pour les médecins. Ses aveux sont ceux d'une longue expérience.

---

jus ob oculos infinitæ ferè quotis diebus non observatæ fuerint difficultates, quemque vel morborum diversitas, vel signorum confusio, vel nova symptomatum facies vel auctorum dissensio, ut millena alia mittam hærentem et ancipitem non detinuerint. Ego quidem ad has redactus angustias, si collegas consulebam, ad longiorem usum et diuturniorem experientiam brevi dimittebar: si auctores evolvebam, in ipsorum scriptis bene multa quidem inveniebam, sed ad rem non attinentia: id enim solemne nimis est, quidquid in libris illis non quæritur, illud ubique obvium est; quidquid verò quæritur hoc nunquam adest. Demum reperiri fortè praticos eximios simulque antiquæ fidei viros qui se similibus olim nodis irretitos fuisse dicebant, et ita his oppressos ut ferè medicinæ vale dixissent, nisi vel amica quædam manus suppetitas tulisset, aut se communi omnibus novitiis infortunio laborare sensissent. Hoc est utique exiguum sed unicum fermè miseris solatium, quod tamen mentem meam hoc onere non pœnitus liberavit, unde sedulus semper ariadneum quoddam inquisivi filum, cujus ope ab illo praxeos labyrintho me possem extricare. *Proleg.* p. 1.

C'est vers la fin de sa carrière, après les fatigues d'une vie laborieuse, qu'il raconte sans fausse honte les difficultés sans nombre et les écueils qu'il a rencontrés dans l'apprentissage et l'exercice de son art. Mais ce n'est point pour le décréditer qu'il agit ainsi : une grande pensée l'occupe. Exerçant la médecine, et sachant que les hommes ne peuvent s'en passer, il désire la rendre plus secourable et moins périlleuse. Il reconnaît le besoin de l'ordre dans un art où malheureusement il règne une grande confusion de choses et d'idées. Il le cherche, et finit par l'établir d'après ses vues particulières Tel est l'objet de sa *Nosologie*.

Après l'idée désavantageuse que Sauvages donne de la médecine, après la peinture désespérante qu'il en a faite, si quelque chose est capable d'ajouter encore au dégoût qu'on peut concevoir pour elle, c'est certaiment un tableau exact des opinions des médecins sur la fièvre. Que penser en effet d'un art dont la théorie, sur un point capital, a pour base l'ignorance de tous, et la fantaisie de chacun. C'est aller bien loin ; cependant les faits ne disent pas autre chose.

Sauvages embrasse dans son ouvrage l'universalité des affections morbifiques : dans le nôtre, nous ne nous occupons que d'une seule. Sauvages a composé le sien d'après le sentiment de l'illustre Sydenham : *Juxtà Sydenhami mentem et bonaticorum ordinem.* Le nôtre est entrepris d'après le conseil de Descartes. Enfin Sauvages est un professeur qui enseigne ; et nous, loin de vouloir et de pouvoir enseigner aux autres, nous cherchons à nous instruire. Nous cédons au besoin de sortir d'un doute fatigant dans lequel nous tiennent le défaut d'accord des médecins et les opinions les plus contradictoires sur la fièvre. Il est permis, dans les ténèbres, de se diriger, en tâtonnant, vers une faible lueur qui se présente ou qu'on croit apercevoir. Voila notre excuse, et la raison pour laquelle nous avons conçu un projet dont l'exécution semblerait n'appartenir qu'à de grands maîtres, et peut-être mieux à des hommes tels que les Aristote, les Pline, les Bacon, les Leibnitz. De tels hommes, versés dans la médecine, sans partager les préjugés ou les systèmes des médecins, pourraient des hauteurs de la philosophie considérer cette grande question sous son vrai jour ; saisir le point de dissidence ; découvrir quelques erreurs non aperçues ; indiquer le véritable chemin à suivre et mettre fin à des débats qui, dans l'état actuel de la science, et pour les médecins, paraissent interminables. Du reste, quel que puisse être notre travail, il doit être considéré comme un *exercice de raison* sur un sujet en litige, et par conséquent ignoré.

Hæc, si displicui, fuerint solatia nobis;
Hæc fuerint nobis præmia, si placui

En faisant un précis historique des diverses opinions des médecins sur la fièvre, nous avons voulu nous mettre à même de suivre le conseil que Descartes donne à ceux qui veulent s'occuper de la recherche de la vérité.

« Comme nous naissons enfants, dit-il, et que nous portons divers jugements des choses qui tombent sous nos sens avant d'avoir l'usage de notre raison, nous sommes détournés de la connaissance de la vérité par une foule de préjugés dont nous ne pouvons nous affranchir qu'en entreprenant, une fois dans la vie, de douter des choses qui présentent le moindre soupçon d'incertitude.

» Il sera même utile, ajoute-t-il, de regarder comme faux tout ce qui paraîtra douteux, afin de trouver d'autant plus évident ce qui est plus certain et plus facile à connaître. » *Princ. philosop.*, *pars prima*. Descartes.

Jamais la nécessité de mettre en pratique le conseil de Descartes ne fut plus grande qu'en cette occasion. De tous les sujets de recherches dont les hommes peuvent s'occuper, la fièvre est, sans contredit, celui qui a le plus constamment et le plus infructueusement exercé leur patience et leur sagacité. Depuis deux mille ans et plus, peut-être, il n'est point de siècle, si l'on en excepte ceux d'une profonde barbarie, où cette grande question n'ait été agitée par les hommes les plus célèbres, et toujours en vain. Des médecins modernes n'ont point hésité d'en faire l'aveu. Ramazzini établit cette humiliante vérité dans un discours qui a pour texte : *Veram febrium theoriam et praxim inter ea quœ desirantur esse recensenda.* Baglivi fait le même aveu en d'autres termes : *Febris si phenomena illius spectes reliquis morbis est notior, se constitutionem et causam omnium ignotissima.* Prax. med. page 13.

Les médecins de nos jours nieraient en vain cette vérité. La diversité d'opinions de ceux qui ont écrit ou qui écrivent journellement sur la fièvre, la différence de leur pratique, suffiraient pour l'établir incontestablement aux yeux de la raison. Les hommes sont unanimement d'accord sur les choses évidentes. On n'a jamais douté que *la partie* fût moindre que *le tout*. Ce n'est qu'à l'égard des choses non connues ou mal connues que le sentiment peut varier : or la fièvre est dans ce cas.

Depuis Ramazzini et Baglivi, la théorie de la fièvre n'est point restée au même point; mais elle ne paraît pas avoir fait de véritables progrès. Embarrassé dans ses raisonnements, Cullen n'éclaircit rien. Enfoncé dans une métaphysique obscure, Selle, après d'inutiles efforts pour trouver une définition de la fièvre, finit par avouer son insuffisance, et peut-être par regarder une pareille entreprise comme impossible. D'autres suivent un exemple facile et souvent donné : ils se taisent entièrement sur ce point. Ces remarques sont d'un auteur vivant : les suivantes méritent attention.

Depuis long-temps déjà, mais particulièrement dans ces temps-ci, certains mots ont deux significations différentes, et de plus, ils deviennent synonymes d'autres mots qui ont leur acception propre. Ainsi, par exemple, le mot *fièvre*, chez les médecins, a une acception particulière par laquelle on désigne une affection dont la nature est inconnue et qu'on cherche;

et dans le même temps, ce mot devient le synonyme de *maladies*, d'*irritation*, etc. Cette double signification du même mot, et cette synonymie réciproque de termes qui ont, chacun de leur côté, une acception propre, ne peuvent appartenir qu'à un langage vicieux, et, suivant Condillac, qu'a une langue malfaite. Elles préparent nécessairement des équivoques de sens et par conséquent des obscutés dans le discours. De là, sans doute, le défaut de certains ouvrages recommandables par du savoir et de l'érudition, mais aussi fatigants pour l'attention que pour le jugement; dans lesquels l'emploi de termes mal définis et qui présentent deux idées tout à la fois, met le jugement en défaut ou jette dans l'embarras continuel de savoir au juste ce dont il est question. De même qu'Ariane ne donna qu'un fil à Thésée pour se conduire dans les détours du labyrinthe, de même aussi les écrivains ne doivent, autant qu'il se peut, ne présenter qu'une seule idée clairement exprimée, pour que le lecteur puisse facilement suivre leurs raisonnements et pénétrer leur pensée.

Des médecins n'ont point reconnu l'existence des fièvres essentielles, cela devait être. On ne trouve pas les choses quand on les cherche là où elles ne sont pas. En cherchant laborieusement la fièvre, comme des modernes s'en sont donné la peine, dans des affections d'un autre genre, comme l'irritation des organes, ils n'ont pu trouver et n'ont trouvé en effet que des irritations; mais de pareilles recherches ne prouvent rien contre l'existence de la fièvre et des fièvres essentielles. Nous reviendrons sur ce sujet: marquons-le, en passant, d'un *non liquet*.

D'autres médecins, d'un nom respectable, nient formellement l'existence de la fièvre. Nous nous dispenserions de mentionner cette opinion paradoxale, si le plan que nous avons adopté ne nous imposait l'obligation de parler de toutes indistinctement. Mais la haute estime qu'ils ont acquise par d'éminents services, et nos sentiments particuliers, nous feront un devoir de nous tenir dans une juste réserve. Il est un milieu entre l'opposition tranchante et peu mesurée, et la condescendance méticuleuse. Voilà où nous nous placerons. Nous savons que les règles de l'urbanité n'ont pas toujours été observées à leur égard. Ne perdons point de vue que si cette vertu pouvait être bannie de la société, on devrait la retrouver réfugiée dans le sanctuaire des sciences. Dans l'opinion singulière des médecins dont nous nous permettons de parler, les misères humaines se trouveraient autrement balancées. Le polythéisme n'avait point oublié la fièvre : les anciens lui avaient dressé un autel. Ils n'eurent, d'après le témoignage authentique des médecins, qu'un très-petit nombre de fièvres. Les modernes ont méconnu le culte de la déesse ; ils ont renversé son autel : le châtiment a suivi de près l'offense. Une inondation générale de fièvres de toutes les espèces est venue les désoler.

Nous admettrons, d'après un petit nombre d'observations de la haute antiquité comparées à celles de nos jours, que la race humaine a subi des changements dans sa nature : tel p.-raît être l'effet du temps et d'une longue civilisation. Nous nous proposons même de parler des moins douteux. Cependant, quel que soit le nombre de ces changements, il paraît impossible qu'il puisse égaler celui des fièvres classées méthodiquement et régulièrement dans les nosologies. Les Grecs n'ayant qu'un très-petit nombre de fièvres, il a fallu sans doute un concours nombreux de circonstances de tous genres, pour arriver au point où elles se trouvent multipliées de nos jours.

Les hommes qui ne regardent jamais en arrière, et qui ne comparent pas, ne donnent aucune attention à cet étrange changement ; d'autres peuvent y attacher une idée de perfectionnement : il nous paraît dans l'histoire de la médecine une chose fort extraordinaire.

Il est un abus qui ne contribue pas peu à obscurcir une matière déjà fort embrouillée par elle-même. Nous voulons parler du néologisme introduit depuis quelque temps dans les sciences et dans la médecine. Nous reviendrons sur cet abus : pour le moment, il suffit de le signaler.

Nous nous arrêterons ici, convaincus, et le lecteur avec nous probablement, si nous n'avons rien omis d'essentiel dans notre récit, que la nature de la fièvre est encore parfaitement inconnue ; que nous ne sommes pas plus avancés sur ce point que du temps des Ramazzini et des Baglivi ; qu'ainsi jamais la nécessité de suivre le conseil de Descartes ne fut plus impérieuse et plus urgente. Lorsque la science s'embarrasse dans ses propres moyens, dans ceux qu'elle a pour se conduire et s'avancer, elle doit avoir recours à d'autres règles que les siennes ; elle doit s'adresser à la science des sciences, à celle qui préside à toutes les autres, à celle enfin qui imprime à tous les actes de la vie le caractère de la sagesse et de la droite raison.

Nous allons montrer par aperçu les avantages qu'on peut concevoir d'un travail dont nous donnerons une ébauche, sans doute bien imparfaite. L'utilité a été notre but; elle seule attache du prix aux efforts des hommes. Nous estimerions ne pas avoir perdu notre temps si les matériaux que nous avons rassemblés pouvaient servir à d'autres plus capables que nous, de traiter à fond le grave sujet que nous effleurons témérairement en tremblant. Nous disons en tremblant, parce que, tout en croyant nos conceptions raisonnables, et notre travail important, au moins quant à la matière qui en est le sujet, et aux espérances qu'il donne, nous en ferons l'aveu, le *ma* fatigant des Italiens, et l'accablant *que sais-je*, se présentent souvent à notre pensée.

Une défiance dont nous ne pouvons nous défendre vient ébranler notre propre conviction et nous faire redouter d'avance le jugement que les hommes désintéressés et éclairés doivent porter de l'entreprise dans laquelle nous sommes engagés. Enfin nous tremblons parce que cette entreprise peut paraître inouïe, et que nos vues ne sont pas celles de tout le monde.

La prétention d'innover tourmente beaucoup de personnes, celles même qui sont destinées a ne reproduire que des lieux communs, ou des choses cent fois dites avant elles. Si cette prétention semblait s'annoncer dans ce que nous avons avancé jusqu'ici, nous espérons que la suite de notre travail désabusera complétement. Les innovations réelles sont des phénomènes très-rares. Le vrai et le faux ne laissent plus de prise à l'invention. Tout n'a pas été éclairci; mais tout a été dit, particulièrement en médecine. Nous ne pouvons que rentrer dans des cercles déjà parcourus. Les vérités ou les idées de nos jours sont implicitement contenues dans des vérités ou des idées anciennes, et souvent d'un ordre supérieur. Des redites, des développements et des imitations, voilà le lot qui nous est échu. Mais c'est assez nous défendre de la prétention d'innover, et peut-être défendre trop chaudement d'autres qui ne nous en ont pas chargés.

Cependant il serait possible que sans être neuf, un ouvrage eût une apparence nouvelle; et celui-là serait tel, qui, faisant des emprunts à la haute antiquité, présenterait des observations ou des aperçus presque entièrement effacés de la mémoire des hommes, ou un ordre d'idées, un système de connaissances pleinement en contradiction avec l'esprit de notre siècle. Un tel ouvrage ne serait peut-être pas goûté de la multitude; mais s'il contenait quelques vérités importantes, et qu'il eût pour lui l'assentiment de quelques hommes au-dessus du commun, il jouirait de toute la faveur à laquelle il pourrait prétendre. *Satis triumphat veritas, si apud paucos bonosque accepta; nec indoles ejus est placere multis.* En attendant qu'un pareil ouvrage se montre, poursuivons péniblement le nôtre, et gardons la réserve que nous commandent la grandeur de notre sujet et le sentiment de nos forces.

AVANTAGES *qu'on peut retirer du conseil de* DESCARTES, *par rapport à la connaissance de la fièvre.*—NÉCESSITÉ *d'avoir une opinion fixe et unique sur cette affection.*

Nous n'avons pas besoin de dire que l'histoire des opinions sur la fièvre, et l'annonce faite de suivre le conseil de Descartes, nous conduisaient à examiner séparément ces mêmes opinions, à les comparer entr'elles, à peser le fort et le faible de chacune, à les juger toutes d'après les lumières de la raison ou mieux de notre raison ; enfin à choisir, entre toutes ces opinions, celle qui paraîtrait offrir le plus d'avantages et le moins d'inconvénients possible. Tout lecteur qui nous aura lus attentivement, et duquel nous serons compris, a déjà découvert notre intention. Tel est en effet le travail dont nous avons à nous occuper. Il ne s'agit pas ici, et nous insistons sur ce point, il ne s'agit pas d'innovations, mais seulement d'une rectification de jugement et d'un choix d'opinions. Avant de nous engager dans ce travail ardu, il ne sera pas inutile de montrer les avantages qui en peuvent résulter pour la médecine.

Dans la société, les personnes prudentes ne croient jamais pouvoir mettre trop de soin, de diligence, de précaution, dans la conduite et la gestion de leurs affaires particulières : elles ont raison. Aussi celles qui sont éclairées se trompent rarement sur leurs vrais intérêts. De même, et à plus forte raison, en médecine, par rapport à la fièvre, les mêmes soins sont à prendre, la même diligence et la même réserve sont à apporter ; car les mêmes avantages sont à espérer. Les obligations dictées par la prudence, sont ici plus étroites. Que sont en effet les intérêts particuliers, comparés à l'intérêt de tous ? Il ne s'agit pas seulement de chacun de nous séparément, de notre pays, de notre temps ; il s'agit de l'humanité entière, de tous les pays, de tous les temps. Il est donc indispensable d'imiter la conduite des personnes prudentes, et de pratiquer à l'égard de la fièvre et des divers jugements qui en ont été portes jusqu'à ce jour, ce que Descartes recommande de faire au moins une fois sans la vie par rapport aux divers objets qui tombent sous nos sens, et aux premiers jugements que nous en avons portés, principalement lorsque ces jugements laissent du doute ou de l'incertitude dans l'esprit.

L'auteur d'un *traité analytique sur les fièvres essentielles* nous a devancés dans l'histoire des opinions sur la fièvre. Mais nous avons pris une route opposée, ou tout au moins fort différente. L'auteur en question semble avoir conçu le plan de son ouvrage d'après une idée qu'il s'était faite d'avance, et à laquelle il s'est arrêté définitivement. La première partie de son livre, l'histoire des opinions sur la fièvre, semble faite pour établir son idée, et la seconde pour la développer. L'ouvrage entier se rapporte à *l'irritation locale*, qui devient le fondement de sa doctrine particulière. Nous ne ferons aucune réflexion sur cette doctrine; nous sortirions de notre sujet. Notre marche a été toute différente.

Après avoir consulté un assez grand nombre de traités sur la fièvre, et pris note des passages les plus importants de chaque ouvrage; en comparant un jour toutes ces notes, nous vîmes qu'elles contenaient des vues fort différentes sur le même objet, et nous ne fûmes pas peu surpris, en y refléchissant, de reconnaître, qu'à l'exception d'un certain nombre de faits et de quelques résultats d'observations, sur lesquels tous les médecins étaient d'accord, mais que chacun interprétait à sa manière, et faisait servir à ses vues particulières, la médecine n'offrait rien de positif ni de fixe sur la nature et l'essence de la fièvre ; et que chaque médecin pouvait avoir ou se faire une opinion à son gré ou à son choix sur cette maladie. Sans le prévoir, nous commencions un livre.

Nous restâmes sur cette découverte, de nature à faire sérieusement penser, laissant au temps et à la réflexion le soin de nous en apprendre davantage.

Depuis, nous nous sommes convaincus qu'une opinion nouvelle, ajoutée à toutes celles qui l'ont précédée, n'éclaircirait pas la difficulté ; et nous avons pensé qu'il pouvait être plus utile, parce que jusqu'alors on ne l'avait pas tenté, de chercher la raison qui avait rendu impossible la connaissance de la fièvre.

Nous avions commencé un livre sans le prévoir et sans trop savoir où nous tendions. Ici, nous conçûmes l'idée qui devait nous servir de guide par la suite. Cette idée nous amenait à examiner si l'impossibilité où l'on a été jusqu'à présent de connaître la fièvre, tient à l'essence de la maladie dont la nature se serait réservée le secret, ou seulement à la manière dont on s'y serait pris pour la connaître, ou peut-être encore à d'autres causes qu'on peut soupçonner, et dont nous allons parler.

Il est dans la nature de l'homme de s'élever à un certain point de perfection en toutes choses, et de ne pouvoir dépasser ce point aussitôt qu'il l'a atteint. C'est par cette raison que dans les arts et dans les lettres la décadence a succédé presqu'immédiatement à la barbarie. En aurait-il été de même en médecine, par rapport à la fièvre dont nous nous occupons? Y aurait-il eu des hommes qui auraient approché de la vérité ou acquis sur elle les seules notions utiles? et, depuis, en voulant faire mieux, ne serait-on pas tombé dans des difficultés nombreuses et inextricables, dans un état pire que celui de l'ignorance? C'est ce qu'il est permis de croire en considérant les différences vraiment monstrueuses des opinions émises sur la maladie dont il s'agit.

Si le premier regard qu'on jette sur les objets avec un esprit dégagé de prévention est ordinairement le plus juste, et celui qui laisse l'impression la plus vraie, le seul moyen de sortir d'un tel embarras, ne serait-il pas de revenir aux jugements des premiers observateurs?

Les Homère, les Hérodote, les Phidias, les Zeuxis et tant d'autres qui ont illustré la Grèce, n'ont point été surpassés ; ils n'ont pas même été égalés. Quelle raison s'oppose à croire que les premiers médecins, ceux dont Hippocrate nous a transmis religieusement la manière d'observer et les observations, ne sont pas supérieurs à leurs successeurs ?

C'est ce dont il faut s'assurer.

De grandes difficultés, il est vrai, se présentent à surmonter pour effectuer véritablement ce retour vers l'antiquité ; mais la plus considérable, selon nous, n'est pas celle qui paraîtrait telle au premier abord et à beaucoup de médecins lettrés..

Une des grandes difficultés sans doute serait l'intelligence parfaite de la langue grecque, et une profonde connaissance des œuvres d'Hippocrate, en supposant qu'elles nous fussent parvenues sans être défigurées ; mais la plus considérable de toutes, et peut-être celle qui serait insurmontable pour les érudits et les savants surtout, serait :

1° de ne pas prêter à Hippocrate des choses auxquelles il n'a pu penser, c'est-à-dire, des vues, des intentions et des connaissances que la suite des temps a fait éclore, et qui par conséquent sont venues après lui ;

2° de le dégager de tout ce que chacun a pu lui prêter ou pourrait lui prêter d'après ses connaissances et sa manière de voir en médecine ;

3° de le connaître d'après les diverses interprétations des médecins qui se sont servis de son nom pour fonder leur autorité en médecine, se permettant de restreindre ou d'étendre le sens de ses paroles et de son discours, selon leur manière de voir et selon l'intérêt de leur doctrine.

Ces difficultés sont d'autant plus grandes à vaincre que dans la conduite de tous il peut y avoir beaucoup de candeur et de bonne foi, et que les plus savants paraîtraient les moins propres à éclairer veritablement sur les anciens.

Le seul moyen d'effectuer le retour vers les anciens, serait de se débarrasserde toute la science inutile, de se dégager des langes de l'école, de mettre à l'écart toutes les créations de l'imagination, de suivre le seul bon sens qui est la règle des esprits droits, de se préserver en un mot de touteespèce de prévention ; et, après ce *néophysme*, d'aller directement à la source où les anciens ont puisé, c'est-à-dire, de consulter la nature, en se plaçant exactement dans les circonstances où ils étaient, en revenant à cet état de simplicité d'esprit qui ne permet de voir dans les objets que ce qui tombe immédiatement sous les sens.

Figurons-nous l'homme dans une entière ignorance de toutes choses, mais curieux, mais réfléchi, saluant pour la première fois, d'un regard attentif, les objets qui l'entourent. Telle est la disposition d'esprit indispensable pour comprendre Hippocrate et concevoir les idées des premiers observateurs. Telle est aussi celle dont nous chercherons à nous rapprocher.

Une règle conforme à ces principes serait de n'attribuer aux anciens que des idées très-simples, parce qu'elles sont les seules qu'aient pu avoir ou se former des objets des hommes encore voisins de la simplicité ignorante, et qui commençaient la science (1). Nous verrons par la suite que cette simplicité d'idées s'est conservée pendant long-temps, et qu'à elle seule sont dûs les progrès de la médecine.

(1) Ainsi les idées qui naîtraient immédiatement des sensations, celles qui ne seraient que des sensations refléchies, seraient à remarquer particulierement, et celles qu'il conviendrait d'adopter.

C'est de cette manière que nous avons jugé des idées d'Hippocrate sur la fièvre.

On s'arrêterait encore aux idées les plus simples par cette autre considération, que les idées simples sont les plus fécondes, et qu'elles peuvent s'étendre à plus de choses. Elles sont le fil d'Ariane par rapport à l'étude de la nature.

Les idées qui viennent de la science acquise ou de quelque fait caché et finement observé, ne peuvent servir qu'à l'explication de quelques phénomènes particuliers. Employées comme fondement d'une théorie générale, elles deviennent fausses par leur application : Voilà, peut-être, le tort des modernes.

On admire Hippocrate sans pouvoir l'imiter, et probablement parce qu'on ne le comprend pas. Ne lui supposerait-on pas beaucoup trop de cet esprit qui nous appartient, c'est-à-dire, de cette finesse qui ne laisse pas échapper les plus minces détails, mais qui ne conduit à autre chose qu'à les inventorier sans que leur inventaire puisse servir à remonter à quelque grand résultat d'observations, ou à découvrir quelques-unes des lois de la vie?

Hippocrate ne devrait-il sa supériorité qu'à la sagacité, l'étendue et la simplicité de son esprit ? La réunion de ces grandes qualités rend propre à embrasser un grand ensemble de choses, sans se mettre en peine des détails, autrement qu'en fixant des points principaux à l'aide desquels on puisse descendre à eux facilement. Voilà ce qui appartient au fondateur de la science, et ce qu'Hippocrate a fait. Le reste est sans fin : la connaissance des détails est d'ailleurs l'ouvrage de chacun selon le besoin. Nous pourrons faire observer à ce sujet que la méthode des modernes est nécessaire pour se reconnaître au milieu des connaissances particulières dont le nombre s'accroît journellement ; mais que celle des anciens est plus propre à embrasser l'ensemble des choses, ou à les saisir chacune d'elles sous son vrai point de vue.

Un travail particulier qui serait aussi curieux qu'utile, serait de chercher quelle a été la marche de l'esprit humain dans les sciences, en partant des temps anciens pour venir jusqu'à nos jours ; et, par rapport à la médecine, d'indiquer l'influence qu'ont exercées sur elle, la philosophie, les diverses sectes en tous genres, le progrès des sciences, les découvertes principales en physique, en chimie, en anatomie, en botanique, en histoire naturelle, sans oublier l'esprit de système, l'abus du savoir, l'ambition de la gloire et par dessus tout, le goût et le génie dominant de chaque siècle. Nous pourrons par la suite faire quelques remarques relatives à ces diverses influences, lorsqu'elles se lieront à notre sujet.

Telles sont les précautions et la disposition d'esprit nécessaires pour suivre avec fruit le conseil de Descartes, c'est-à-dire, pour refaire entièrement et efficacement le jugement que l'on doit porter de la fièvre et l'idée qu'on doit s'en faire.

Ce jugement est à refaire, parce qu'il est le seul moyen d'arriver à la connaissance de la vérité, et que n'ayant pas été tenté à l'égard de la fièvre, il est indispensable d'en faire l'esai au moins une fois.

Après avoir parcouru un long cercle d'erreurs, la raison, d'accord avec l'expérience, dit qu'il est temps de mettre un terme à l'incertitude des esprits et à la versatilité de l'opinion. En jugeant de l'avenir par le passé, elles peuvent ne pas avoir de fin si l'on n'y apporte remède.

Toutes les fois que, sur un sujet donné, on abandonne une idée reçue pour en adopter une autre, c'est que la première a paru fausse, ou tout au moins que la dernière a été jugée préférable. Rien jusqu'à présent n'indiquant qu'une dernière idée soit la bonne, attendu que les antécédentes ont eu le sort d'être successivement abandonnées : tout portant à croire que des améliorations continuelles qui ne perfectionnent pas, peuvent se succéder indéfiniment si rien ne s'y oppose; il est nécessaire, il est urgent de prendre un parti à l'égard de la fièvre qui se trouve dans ce cas, et d'aviser aux moyens de fonder d'une manière stable l'opinion qu'on doit s'en former. Or, c'est un des principaux avantages que semble promettre un travail qui a pour objet de refaire entièrement le jugement des médecins sur la fièvre.

Au moyen d'un pareil travail, on pourrait savoir ce qu'on doit définitivement penser de de cette affection. Connue ou non, le but serait également atteint, quoique différemment. Des bornes au moins seraient posées de ce côté-là. Si l'on parvenait à connaître la fièvre, des recherches nouvelles sur sa nature seraient inutiles, elles deviendraient même impossibles. Si elle éludait toutes les recherches, tous les moyens d'investigation, on la laisserait sous le voile. Elle serait alors pour les médecins ce que les quantités inconnues sont pour les mathématiciens: le mot *fièvre* serait l'x des médecins, avec cette différence, que la valeur médicale de ce terme devrait rester indéterminée. Dans l'un et l'autre cas, l'acception du mot fièvre une fois convenue, et adoptée généralement;

1° On pourrait s'entendre sur la fièvre, ce qu'on n'a pu faire jusqu'à ce jour.

2° Tous les modernes seraient forcés de partir de l'idée reçue, et d'y rapporter les remarques nouvelles dont leurs observations particulières seraient le sujet.

3° Les efforts réunis des médecins marchant dans un même sens et conduits par les mêmes vues, pourraient véritablement faire avancer la science, ce qui est impossible autrement, c'est-à-dire, en se conduisant comme on a fait jusqu'à présent. Les modernes allant à l'aventure par des routes différentes, les connaissances acquises, déjà très-nombreuses, peuvent se multiplier encore sans qu'elles puissent donner aucun résultat utile, parce qu'en somme elles manquent d'unité. Le concours des hommes animés d'un même esprit et le temps seul, peuvent imprimer aux ouvrages des hommes le caractère de la véritable science et par conséquent de l'immortalité. Voilà ce qui rend prodigieux et comme atlantiques les travaux des anciens et les ouvrages attribués à Hippocrate.

4° Il n'y aurait plus de raison pour déplacer continuellement et d'une manière incommode les grandes bases de l'observation, et faire de la théorie de la fièvre et de la médecine l'œuvre de Pénélope.

L'intérêt de l'art et, ce qui est bien autrement impérieux, l'intérêt de notre espèce, demandent s'il est permis à qui que ce soit, sous le prétexte d'un perfectionnement imaginaire, et toujours avec les raisons les plus futiles, de renverser ce qui a été fait jusqu'alors pour substituer à des théories établies des théories nouvelles qui doivent être infailliblement renversées plus tard : voilà ce que l'expérience apprend. La nature est une dans son plan, elle ne varie que dans le détail de ses œuvres. Ceux qui veulent l'étudier doivent l'imiter s'ils veulent la connaître, ou plutôt soulever un coin du voile qui la dérobe aux yeux des mortels. Nous reviendrons par la suite sur cette grande question.

Il est temps maintenant de nous livrer à l'examen des opinions des médecins sur la fièvre : nous commencerons par celles des anciens.

EXAMEN

DES OPINIONS DES MÉDECINS

SUR LA FIÈVRE.

L'AUTEUR de l'*Esprit des lois*, dans la préface du *Temple de Gnide*, dit : « Je travaille depuis » trente ans à un livre de douze pages qui doit » contenir tout ce que nous savons sur la mé- » taphysique, la politique et la morale, et tout » ce que de grands auteurs ont oublié dans les » volumes qu'ils nous ont donnés sur ces scien- » ces-là ».

Il est permis sans doute de ne pas prendre au pied de la lettre ce que dit Montesquieu dans un ouvrage qu'il a composé pour se délasser de ses occupations sérieuses. Mais il est facile de juger, d'après la manière dont il s'exprime, qu'il préférait les écrivains qui resserrent leur pensée à ceux qui l'étendent; et que pour sa part il aurait voulu pouvoir tenir toutes les vérités dans une seule main. Comme lui, nous préférons le laconisme à la prolixité. Tâchons, dans ce qui va suivre, d'être concis sans être obscur.

Les opinions des médecins sur la fièvre, sont en très-grand nombre; elles paraissent cependant pouvoir être rapportées à deux principales : l'une donnant de la fièvre une idée simple, et l'autre une idée complexe.

La première de ces idées est celle d'Hippocrate, représentant ceux qui l'avaient devancé en remontant jusqu'aux premiers observateurs.

La seconde appartient à Galien, précédé des médecins dont il a hérité, et suivi de tous ceux qui sont venus après lui, en descendant jusqu'au temps où nous vivons inclusivement.

Telle est la division que nous avons adoptée; elle facilitera notre travail, nous permettra d'y mettre plus d'ordre, et nous donnera les moyens de suivre la filiation des opinions qui, comme nous le verrons par la suite, découlent évidemment les unes des autres, et ne diffèrent entr'elles que par des modifications ou des innovations introduites dans la médecine.

Idée simple de la fièvre.

Fièvre considérée comme une cause de maladie, abstraction faite de tout effet qu'elle peut produire. HIPPOCRATE.

Idée complexe de la fièvre.

Fièvre considérée comme une cause de maladie, à laquelle se trouve joint l'un de ses effets les plus remarquables, l'état de la circulation du sang, indiqué par le pouls. GALIEN.

Fièvre considérée comme l'ensemble d'un nombre plus ou moins considérable de symptômes de maladies. LES MODERNES.

De cette manière l'idée de la fièvre se confond avec celle de maladie en général ; et les mots *fièvre* et *maladie* deviennent synonymes.

L'idée simple de la fièvre ne suppose pas rigoureusement la science, mais elle y conduit. Voilà comment elle a pu être celle des premiers observateurs qui étaient encore dans l'ignorance, et par suite celle d'Hippocrate.

L'idée complexe de la fièvre suppose, au contraire, la science, et même la science parvenue à un certain point d'avancement. Aussi cette idée est celle de Galien, qui vivait dans un temps où l'on avait déja acquis un assez grand nombre de connaissances en mathématiques, en physique et en anatomie.

Il en est de ces deux idées sur la fièvre

comme de celles du cercle et du triangle. L'idée du cercle ne suppose pas nécessaire la connaissance des mathématiques. La nature nous offre l'image de cette figure dans la forme du soleil, de la lune à certaines époques, dans le circuit de l'horizon découvert d'un lieu très-élevé. L'idée du triangle n'a pu venir qu'après celle du cercle. Cette figure n'existe pas dans la nature, ou si elle s'y trouve, elle est cachée pour le vulgaire : aucun corps ne présente cette forme ; il a fallu la découvrir. Sa découverte est de la science ou si l'on veut l'origine et la clef des sciences ou des connaissances abstraites (1).

L'idée simple de la fièvre et du cercle naît immédiatement des sensations et de la simple observation : l'idée complexe de l'un et de l'autre vient de la réflexion et des expériences que la réflexion fait tenter.

L'idée simple de la fièvre est une idée finie, complète. L'idée complexe de la même affection ne l'est point, elle est indéterminée ; aussi elle peut être restreinte ou étendue selon le besoin ou la volonté. Voilà pourquoi

---

(1) La connaissance du triangle est la plus grande découverte qu'aient pu faire les hommes.

Hippocrate n'a point donné de définition de la fièvre. Sa définition est toute entière dans le mot qui l'exprime ; et pourquoi Galien en a donné une, et comment il a ouvert la porte à toutes les innovations qui ont été faites depuis lui. Occupons-nous d'abord de l'idée simple de la fièvre.

La fièvre, considérée dans son essence, et comme cause de maladie, n'est autre chose, comme son nom primitif l'indique, que l'augmentation de la chaleur vitale, portée au dela de l'état naturel. Cette idée, ou si l'on veut cette opinion, comme nous l'avons déjà dit, et autant qu'on en peut juger par les monuments de l'antiquité qui sont parvenus jusqu'à nous, a été celle d'Hippocrate et de ses prédécesseurs. Elle paraît dériver de cette *philosophie du feu* admise dans l'Orient, dans les temps les plus reculés ; philosophie qui regardait le soleil et le feu comme l'âme de l'univers, et le principe actif de tout ce qui existe. De là l'adoration du soleil dans toutes les contrées de la terre.

La philosophie et la médecine sont soeurs. Les philosophes de l'antiquité étaient médecins. Il fut naturel d'admettre en médecine les principes reçus dans la philosophie. *Le ma-*

crocosme et *le microcosme* devinrent deux grands sujets de comparaison qui s'éclairaient mutuellement et continuellement. Le monde fut regardé comme un grand animal, et l'homme comme un petit monde.

Le soleil était l'âme du monde; la chaleur devait être l'âme du corps vivant. Cette idée est d'autant plus naturelle et plus vraie, au moins en apparence, que le refroidissement total des corps, ou l'extinction de leur chaleur est la mort (1).

Le soleil féconde la terre, mais il la dessèche. Le feu réchauffe, mais il brûle. Il embrase d'immenses forêts : il tarit les rivières, ou détourne le lit des fleuves : il soulève les eaux de la mer; il fait trembler la terre, il ébranle et secoue les montagnes, lorsque, retenu captif dans leurs flancs, il s'échappe en mugissant par la bouche des volcans. Ces grands et terribles effets, observés de tout temps, ont

---

(1) *Finge fato aut violentiâ in animali calorem extinctum? Quid aliud quam pondus iners et inanis truncus remanebit.* RIOLAN. *Comm. de spir. et calid. innato.p.*67.

La flamme de la vie, le feu des passions, la pâleur et le froid de la mort, sont moins des tours figurés que l'expression de vérites acquises par le sentiment de notre propre existence.

dû disposer les hommes à reconnaître dans le feu un principe bienfaisant, et un principe destructeur (1).

Une chaleur douce donne la vie et entretient la santé : une chaleur trop vive met les corps vivants dans un état de violence et de maladie. Il fut aisé de rapporter aux corps les idées qu'avaient fait naître les premières observations de la nature. Le feu dévorait tout ce qu'il atteignait : la fièvre ou le feu devait consumer et incendier les corps. Le feu animait le monde,

---

(1) Le *dualisme* est le premier et le plus ancien des systèmes de philosophie. Toutes les nations croyaient à l'existence de deux principes coéternels, cause de tout le bien et de tout le mal moral et physique qui arrive dans ce monde.

Les Chaldeens, les Mèdes, les Perses et les Egyptiens même, admettaient ces deux principes. En Perse, le dualisme était un point de la religion nationale; en Egypte, les prêtres en avaient fait la base de leur doctrine particulière qu'ils tenaient fort secrète.

On trouve des traces de dualisme dans presque toutes les religions de l'Amérique; on les retrouve à plus forte raison dans la physique et dans la médecine des anciens.

A l'égard du feu, les philosophes ne pouvant comprendre qu'un même agent pût créer et détruire, admirent deux sortes de feu : l'un céleste, qui créait et conservait; l'autre elémentaire, grossier, qui incendiait et détruisait.

mais il troublait l'ordre quelquefois d'une manière épouvantable et désastreuse. Donc le feu vivifiait le corps, mais le feu devenu trop ardent, devenait une âme qui dévorait et consumait le corps. L'analogie permettait ces rapprochements, et même elle conduisait à les faire. La mort terminant les maladies qui avaient commencé par l'incendie des corps, la fièvre fut regardée comme une cause de désordre et de mort.

Telle dut être l'idée que fit naître pour la première fois l'agitation des malades, les plaintes que leur arrachait une soif inextinguible, et l'impression fâcheuse produite par l'attouchement des corps incendiés par la fièvre (1).

---

(1) Un homme âgé de quarante-huit ans, d'une force prodigieuse de corps, après une debauche de plusieurs jours, se trouvait enroué; il s'avisa, pour se débarrasser de cette incommodité, qu'il prenait pour un rhume, d'avaler, en se mettant au lit, une bouteille de vin chaud, sucré et aromatisé avec de la canelle.

Peu à peu il fut pris de la fievre la plus violente qu'il soit peut-être possible d'observer : agitation extrême; yeux rouges comme du feu; visage, poitrine, habitude du corps, d'un rouge cramoisi; chaleur du tronc telle que la main ne pouvait la supporter; suffocation imminente; salive teinte de sang s'échappant par les com-

Cette idée se conserva long-temps chez les médecins ; peut-être fut-elle la première qu'on se forma de la cause des maladies et des maladies elles-mêmes. Ainsi commença la médecine, qui semble être toute entière dans cette première observation. Elle nous paraît avoir été pour la médecine, ce que la découverte du triangle est par rapport aux sciences abstraites : *Januæ scientiarum.*

Ce que nous hasardons ici paraît confirmé par le témoignage de l'histoire. Les plus anciennes observations de médecine datent des temps dits héroïques. Alors les maladies avaient un caractère de violence proportionné à la

---

missures des lèvres; silence interrompu par ces mots proférés avec une sorte de fureur, *à boire* : tel etait son état.

Il lui fut tiré sur-le champ une livre et demie de sang, le soir autant, et le lendemain un peu moins. Après ces saignées le pouls se développa, la peau devint moins chaude et plus douce De l'eau de veau émulsionnée, qu'il avait bue en abondance jusqu'alors, et qu'il continua de boire, amena une sueur abondante qui jugea la fièvre. Cinquième jour, convalescence.

Cet homme ayant vécu depuis dans la debauche, est mort hydropique six ans après, vérifiant ce dicton : *Qui vit dans le vin, meurt dans l'eau.*

vigueur de la race humaine, et totalement inconnu de nos jours, au moins dans les pays civilisés. Il est connu qu'Hercule était sujet à la maladie sacrée; ainsi l'on nommait *le mal caduc*. On sait aussi que les maladies de langueur ou chroniques ne sont venues que longtemps après les maladies aiguës. Au rapport de Platon (1), les Grecs ne connaissaient pas les catarrhes avant le temps où vivait Socrate. Chez les anciens Perses, la sobriété et l'exercice balançaient la recette et la dépense de la vie (2); le corps n'avait point d'humeurs superflues, il n'y avait rien à moucher et à cracher. Par conséquent point de matière propre à former les catarrhes. Aussi n'étaient-ils pas sujets à ces incommodités dégoûtantes. Dans leurs mœurs cracher devant quelqu'un était une incivilité, une habitude des personnes mal apprises, mais non pas un besoin. Les hommes de ces temps là étaient comme sont encore dans le nôtre les animaux qui n'ont besoin ni de mouchoir ni de crachoir. Voilà

---

(1) *De Repub.*

(2) *Persæ turpe existimabant spuere, quia sputi materiam exercitio et frugali vitâ consumi volebant.* (Xenoph., *in Instit. Cyri.*)

un de ces changements survenus dans l'espèce que nous pouvons noter en passant. La nature vigoureuse des constitutions ne comportait pas les maladies de langueur, devenues si fréquentes depuis l'affaiblissement de la race humaine, à la suite d'une longue civilisation.

Toutes les maladies dans ce temps présentaient les symptômes d'une inflammation la plus vive et la plus franche. Ce qu'il y avait de plus remarquable, et ce qu'on remarquait seulement, était la fièvre à laquelle se rapportaient uniquement les maladies et la mort.

Cette manière de philosopher peut s'écarter de celle des écoles, mais elle paraît très près de la nature. Elle est parfaitement d'accord avec ce que l'on observe journellement. Écoutez cette femme qui a passé la nuit couchée près de son mari attaqué de la fièvre; elle ne vous dira autre chose sinon qu'il était comme un tison ardent. C'est en vain qu'un jeune docteur, plein de science, veut lui faire quelques raisonnements sur l'état du malade; elle ne le comprend pas. Elle n'a vu, elle n'a senti, elle n'a retenu de tout ce qui s'est passé que l'agitation extrême et la chaleur dont son mari était tourmenté, et qu'elle a souffertes elle-même.

Ce jugement est celui de tous les hommes dans tous les temps. Les phénomènes des maladies, tous les objets de la nature les plus saillants et les plus patents, sont les seuls qui attirent et fixent l'attention des personnes qui n'ont point encore observé. Les choses moins évidentes sont aperçues plus tard, et par ceux qui, par penchant ou par nécessité, en font une étude particulière. Voilà pourquoi ce jugement a été celui des premiers médecins. Il a dû se conserver long-temps chez leurs successeurs, parce qu'une première impression est plus durable que celles qui lui succèdent, et qu'elle ne peut s'effacer qu'à la longue, et au moyen d'une révolution totale dans les idées et dans le système des connaissances.

SUITE DU CHAPITRE PRÉCÉDENT.

L'ON a vu précédemment que l'observation a commencé la médecine, et que l'idée simple de la fièvre avait été le premier résultat de l'observation : il s'agit maintenant de chercher pourquoi on s'écarta de cette première idée, et comment on fut conduit, avec le temps et par succession de choses, à adopter l'idée complexe de la fièvre.

Nous avons déjà préparé le lecteur à ce que nous avons à dire à ce sujet, en ayant fait observer d'avance que Galien avait ouvert la porte à tous les changements que devait subir la doctrine de la fièvre, lorsqu'il associa l'idée simple de cette affection à celle qui naît de la considération particulière de l'état contre nature du pouls.

Cette association, qui est devenue le modèle de toutes les autres du même genre, est très-remarquable en ce qu'elle se compose des premiers aperçus de l'ignorance et de ceux de la science; mais elle n'a rien qui doive étonner. Galien étant venu bien après Hippocrate et à une époque où les connaissances en tous genres s'étaient considérablement accrues, il dut nécessairement s'emparer de toutes celles qui pouvaient entrer dans ses vues et servir à ses projets : c'est en effet ce qu'il fit. Il emprunta d'Hippocrate la chaleur fébrile, d'Asclépiades les observations sur les dérangements du pouls, et des philosophes qui l'avaient précédé les notions vraies ou fausses de la physique qui servirent de fondement à sa doctrine générale.

Ainsi donc, les changements introduits par Galien, soit dans la doctrine de la fièvre, soit dans sa théorie de la médecine, n'étaient dûs ni à son génie ni au hasard, mais aux progrès de la science et aux travaux des médecins qui l'avaient précédé. Si le temps avait respecté les ouvrages de ceux qui ont paru depuis Hippocrate jusqu'à Galien, on verrait probablement que ce dernier a marché sur leurs traces, et peut-être qu'il n'a fait qu'étendre ou rendre plus méthodique un travail dont ils avaient conçu le plan, et qu'ils n'avaient fait qu'ébaucher.

Mais si Galien sut mettre à profit les travaux de ses prédécesseurs, ce ne fut qu'en s'écartant d'Hippocrate qu'il avait pris pour modèle, et en l'interprétant à sa manière. Hippocrate suivit la nature ; il se borna à l'observer, et à tirer des observations déjà faites ces résultats généraux qui sont devenus la législation de la médecine et le flambeau de la clinique. Galien se laissa conduire par son imagination, et se livra à l'esprit de système ; il voulut plier en quelque sorte la nature à ses conceptions. Hippocrate fut plus vrai, plus profond ; Galien plus méthodique et plus étendu. Lorsqu'on compare ces deux hommes célèbres, si l'on considère le discrédit dans lequel l'un est tombé depuis la renaissance de la philosophie ; la gloire et l'autorité de l'autre, devenues plus imposantes au sortir de l'épreuve à laquelle elles ont été soumises à la même époque ; si de plus l'on doit s'en rapporter au jugement d'hommes recommandables sur le peu de progrès que la médecine a faits depuis trois mille ans ; il est permis d'avancer qu'Hippocrate eut seul le secret de la nature, et le génie de la véritable médecine ; et que tout ce qui a été entrepris dans son art, après lui, n'a été qu'un long abus de sa philosophie : *Opinionum commenta decet diis naturæ judicia confirmat.* Cic. de nat. deorum.

Esquissons l'histoire de la médecine, à partir des temps antérieurs à Hippocrate jusqu'a ceux de Galien, afin de suivre ses progrès et les changements qu'elle a éprouvés à mesure que les connaissances se sont accrues : ce sera faire connaître les raisons pour lesquelles on abandonna peu à peu les notions des premiers observateurs et l'idée simple de la fièvre, pour adopter l'idée complexe de la même affection.

On ignore si l'idée simple de la fièvre appartenait aux Asclépiades, ou s'ils la tenaient d'observateurs antérieurs à eux, ce qui est probable; mais l'on est assuré qu'ils se dirigeaient d'après l'observation, et que par son moyen ils firent des progrès rapides dans la médecine interne qu'ils cultivèrent les premiers.

En possession de l'art d'observer, ils le transmirent à leurs successeurs en fondant trois écoles célèbres, une à *Rhodes*, une seconde à *Cos*, de laquelle devait sortir Hippocrate, une troisième à *Cnide*.

Les progrès rapides qu'ils firent dans la médecine interne, sont constatés par l'état de l'art, avant Hippocrate, et par le haut point de perfection auquel cet homme de génie l'a porté. Les grands événements n'arrivent pas sans être préparés; celui qui regarde la médecine l'était par des travaux antérieurs à ceux du vieillard de Cos : on ne passe pas brusquement de la naissance d'un art à sa perfection.

La preuve que les Asclépiades se dirigeaient d'après l'observation, se tire de la conduite d'Hippocrate et de la supériorité à laquelle il est parvenu. Cet homme passera éternellement pour le plus grand et le plus judicieux des observateurs. Or, il se dirigeait et ne pouvait se diriger que d'après les principes de l'école dans laquelle il avait été élevé.

Une autre preuve que les Asclépiades se dirigeaient peut-être uniquement d'après l'observation nous est fournie par ce que dit Hippocrate des *Cnidiens* : selon lui, ces médecins se contentaient de faire une énumération exacte des symptômes des maladies, sans en chercher les causes, ni s'attacher au pronostic; c'était évidemment se borner à la seule observation. Ils ne se servaient que d'un petit nombre de remèdes dont l'expérience avait fait reconnaître l'utilité.

Hasardons les réflexions suivantes. L'école

de *Cos* et celle de *Cnide* se dirigeaient l'une et l'autre d'après les règles de l'observation; voila ce qu'elles avaient de commun. Mais il paraît qu'il y avait entre elles cette différence, que les Cnidiens se seraient conformés en tout point à la méthode des premiers Asclépiades; qu'ils auraient suivi à la lettre la tradition sans rien ajouter et sans admettre aucun raisonnement, et que, comme leurs maîtres, ils auraient tenté la guérison des maladies, guidés par l'expérience; tandis que les médecins de Cos, en prenant pour guide l'observation, et sans se priver des ressources de l'expérience acquise, auraient admis le raisonnement, et fondé une véritable doctrine, c'est-a-dire la doctrine des faits. Inférons de tout ceci que l'école de Cnide était moins avancée que celle de Cos; ce qui rendrait raison de la célébrité dont a joui et dont jouit encore cette dernière.

L'observation n'admettant pas rigoureusement le raisonnement, et l'excluant encore moins; l'on voit comment de la même source sont sortis la secte des dogmatiques, dont Hippocrate passe pour être le chef, et celle des empyriques, à la tête de laquelle Celse place Serapion.

D'après ce qui vient d'être exposé, il paraît certain qu'à commencer des premiers temps de la médecine jusqu'à celui d'Hippocrate et long-temps encore après lui, les médecins avaient de la fièvre une idée simple et telle que nous l'avons fait connaître. Il paraît également certain que la médecine consistait d'une part dans l'observation suivie des maladies qui devait postérieurement servir à l'établissement de la dogmatique; et d'autre part dans la guérison de ces mêmes maladies par des moyens dûs, les uns au hasard, les autres à des tentatives heureuses, d'après quelques exemples donnés par les animaux. Dans des temps plus avancés, la médecine curative se réglait d'après l'expérience, c'est-à-dire, qu'elle employait des remèdes dont l'efficacité pour chaque maladie avait été souvent éprouvée. Les tablettes votives qui couvraient les murs des temples d'Esculape soit à Epidaure soit dans d'autres lieux, paraissent avoir servi à constater médicalement cette efficacité. Elles n'étaient pas seulement un acte de reconnaissance de la part de ceux qui avaient obtenu leur guérison; elles étaient aussi un souvenir durable, une véritable consécration, faite à dessein, de la vertu des remèdes. Ces tablettes indépendamment de l'action de grâces, rendaient un compte succinct de l'espèce de maladie dont le sujet avait été atteint, et du remède qui avait opéré la guérison. Ainsi elles étaient tout à-la-fois un moyen d'édification pour le peuple et d'instruction pour les médecins. Jér. Mercurialis, dans son ouvrage sur la gymnastique des anciens (1), rapporte plusieurs exemples de ces *ex-voto* trouvés à Rome dans les ruines du temple d'Esculape (2); ils méritent de trouver place ici.

---

(1) *De arte gymnasticâ.*

(2) Le temple d'Esculape et l'île du Tibre dans laquelle il était situé rappellent deux grands événements : l'expulsion des Tarquins, et une peste meurtrière qui désola Rome dans la suite.

Lorsque les Tarquins furent chassés de Rome, ce qui arriva dans le temps de la moisson, leurs biens furent confisqués. Ils avaient alors dans le Champ de-Mars du blé dont la moitié était coupée et l'autre moitié sur pied. Le peuple s'empara de la recolte entière, et dans sa vengeance jeta tout, paille et grain, dans l'endroit du Tibre où est maintenant l'île. Telle fut l'occasion d'attérissements qui s'accrurent, par le depôt de la vase des eaux du Tibre, par celui des immondices qu'on y apportait, et ensuite par des travaux faits à dessein. De cette sorte fut formée l'île qui a reçu successivement les noms

Nº 1. *En ce temps-là, un aveugle nommé Caïus reçut de l'oracle l'ordre de s'approcher de l'autel sacré, de se prosterner, d'aller du côté droit au côté gauche, de poser les cinq doigts sur l'autel, d'élever la main et de l'appliquer sur ses yeux. Il recouvra entièrement la vue; et le peuple témoin marqua la joie*

---

de Mesopotamie, de Licaonie, d'île du Tibre, *isola Tiberina.*

Dans des temps postérieurs, Rome fut affligée par une peste très-meurtrière. Pour arrêter le cours de ses ravages, le sénat envoya des ambassadeurs en Grèce afin d'obtenir des secours de la médecine. Ils revinrent d'Epidaure accompagnant un serpent qui était regardé, comme Esculape, dieu de la médecine. Ils avaient fait le voyage par mer; en remontant le Tibre ils abordèrent l'île, qui devint la demeure du dieu. Telle est l'origine du temple d'Esculape. En memoire de cet evénement l'île reçut la forme d'un vaisseau.

Le temple ayant été desservi par des prêtres grecs qui avaient conservé leurs rites et leur langage, on voit pourquoi, contre l'usage reçu à Rome, les quatres inscriptions trouvées dans les ruines du temple d'Esculape, sont grecques. Sur l'emplacement de ce temple a eté bâtie une église existante dédiée à saint Barthelemi, *san Bartolomeo all'isola.—Roma antica de Fimiano Nardini*; et pour les sources *Tit. Liv.*, *Plin. Plutarque et les actes des martyrs.*

qu'il avait de voir de telles merveilles s'opérer sous le règne de notre empereur Antonin.

N° 2. *Lucius était affecté d'une pleurésie et dans un état désespéré. Le Dieu rendit un oracle, et lui ordonna de s'approcher, de prendre de la cendre de l'autel, de la mêler avec du vin et de se l'appliquer sur le côté, et il fut guéri ; il en rendit de publiques actions de grâces auxquelles le peuple unit les siennes.*

N° 3. *Julien crachait du sang ; il était regardé par tout le monde comme perdu sans ressource. Le Dieu rendit un oracle, et lui ordonna de venir, de prendre sur l'autel des pignons (amandes de pin) de les manger avec du miel pendant trois jours ; et il fut guéri, et il vint publiquement en rendre grâce en présence du peuple.*

N° 4. *Valerius Aper soldat était privé de la vue : le Dieu rendit un oracle en sa faveur, et lui prescrivit de venir, de prendre du sang d'un coq blanc et du miel, de faire avec ce mélange un collyre et de s'en mettre sur les yeux pendant trois jours, et il recouvra la vue. Il vint en rendre publiquement des actions de grâces à la divinité.*

Ces quatre inscriptions sont pour nous un monument précieux par les raisons suivantes.

On découvre par leur moyen ;

1°. Que la coutume d'offrir des tablettes votives, aussi ançienne que la reconnaissance dans le cœur des hommes, s'est conservée jusqu'au temps de l'empereur Antonin, c'est-à-dire, huit cents ans et plus après Hippocrate.

2° Que les tablettes votives peuvent être considérées comme des observations ou des faits de pratique qui devaient servir et qui ont servi à l'établissement de la médecine dogmatique et de la thérapeutique ou médecine curative.

3° Que les prêtres du temple d'Esculape, à Rome, avaient conservé sous les Antonins la médecine dans l'état où les médecins de l'école de Cnide l'avaient laissée ; par conséquent qu'elle était purement empyrique, et par dessus superstitieuse dans la pratique, telle en un mot qu'elle convenait à l'intérêt des prêtres et à l'ignorance du peuple grossier. Il fallait renvoyer satisfaits tous ceux qui venaient consulter l'oracle, et pourvoir en même temps à la nourriture du serpent, aux frais du culte et à l'entretien du temple.

On voit encore que les prêtres médecins guérissaient par une sorte d'imposition des mains, ce qui sera remarqué par les partisans du magnétisme animal et du somnambulisme; que l'on distinguait deux espèces de cécité, l'une ayant été guérie avec un collyre, et l'autre par un moyen différent; que les douleurs de côté sans fièvre ou fausses pleurésies étaient combattues par des topiques irritants rubéfiants. En ce point, la pratique des anciens est encore celle de nos jours. La cendre détrempée avec du vin, et appliquée sur le côté, se rapproche beaucoup de l'avoine cuite dans du vinaigre, dont on fait usage quelquefois, et avec efficacité, dans les points de côté; enfin l'exemple de Julien hémoptysique apprend que dans les temps les plus reculés, les médecins employaient des médicaments adoucissants dans les affections de la poitrine. Les pignons doux mangés avec du miel formaient par leur mélange un looch blanc, sec, auquel la salive et le suc de l'estomac servaient ensuite d'excipient. Cette pratique n'est pas aussi ridicule que Fontenelle le donne à entendre (1). Il se trompe

(1) *Histoire des Oracles*, vers la fin.

lorsqu'il dit que des pommes de pin avec du miel, et du vin avec des cendres, sont des choses que les incrédules peuvent prendre pour de vrais remèdes. De nos jours on ne fait pas mieux, et quelquefois on a fait plus mal.

Nous pourrions faire quelques remarques sur la formule particulière des *ex-voto*, sur la ressemblance facile à saisir qu'ont avec eux la plupart des observations rapportées dans quelques-uns des livres des épidémies d'Hippocrate. Ces observations courtes et souvent imparfaites, en les comparant à d'autres, semblent en effet n'être autre chose qu'un relevé des tablettes votives, ou tout au moins une imitation de ces mêmes tablettes; mais nous sommes forcés de nous arrêter pour ne pas anticiper sur ce que nous avons à dire, à ce sujet, plus tard et plus à propos. Revenons aux Asclépiades et à leurs institutions.

On a vu précédemment que les Asclépiades étaient les fondateurs de trois écoles en Grèce. Ces médecins faisant consister la médecine presqu'uniquement dans l'observation des maladies, tous les médecins se trouvaient, par le fait de l'institution des chefs, suivre la même marche, quelle que fût la nuance de l'école à laquelle ils appartenaient. De cette manière les travaux de tous indistinctement concouraient à une même chose, qui était de multiplier à l'infini la connaissance des faits relatifs aux maladies.

Ainsi préparée par des observations suivies sans interruption pendant une longue suite de siècles (et ces observations étaient faites par des hommes simples, exempts de prévention et de fausse science, racontant naivement ce dont ils avaient été témoins), l'histoire des maladies s'enrichissait et se perfectionnait lentement. Elle formait un recueil immense de faits propres à jeter un jour à venir les fondements d'un code sacré, vrai comme la nature dont il était l'empreinte, et comme elle, scellé du sceau d'une éternelle durée. Telle est l'origine de quelques vérités qui devaient gouverner le monde médical. Voilà ce qu'il faut avoir continuellement présent à la pensée.

Ceux qui concoururent à ce grand œuvre durent remarquer, la chose était évidente et n'exigeait pas de science, que certaines maladies se reproduisaient constamment et successivement dans un même ordre, suivant les différents temps de l'année, et que, semblables aux oiseaux de passage, elles disparaissaient pour faire place à d'autres qui disparaissaient à leur tour. Un homme vint, qui, arrêtant sa pensée sur ce retour constant et périodique des maladies, posa comme principe un fait qui était d'avance consenti tacitement par tous ; et dès ce moment s'introduisit dans la médecine la division naturelle des maladies de l'année en maladies du printemps, de l'été, de l'automne et de l'hiver.

Les saisons variant dans certaines années, on expliqua par ces variations les anomalies ou les différences que pouvaient présenter les maladies de chaque saison.

On étudia, sur le même plan et avec les mêmes données, les maladies des sexes, des âges et celles des tempéraments.

On étudia de même les maladies dépendantes des climats, celles des eaux, de l'air et des lieux; mais ce ne fut qu'à la longue sans doute. La connaissance de ces dernières supposait des observations d'un autre genre que celles de la médecine. Ces observations exigeaient un grand fonds de connaissances ; elles devaient avoir été faites avec beaucoup de soin, de patience et de sagacité, comme le prouve le traité d'Hippocrate *de aere, locis et aquis*. Par ce point toutes les sciences naturelles et leurs divisions se rattachaient à la médecine proprement dite.

Tels furent les premiers résultats que dut offrir le tableau général des maladies observées. Ce tableau en présentait d'autres, mais la science se formait peu à peu en passant du simple au composé, et de ce qu'il y avait de plus apparent et de plus sensible à ce qui l'était moins, et ensuite à ce qui devait rester éternellement caché pour la multitude inattentive.

L'étroite parenté de la philosophie et de la médecine, et la comparaison établie entre le macrocosme et le microcosme mettaient sur la voie d'autres découvertes non moins importantes, mais elles étaient d'un accès plus difficile.

Le sens de la vue, sans le secours de la science et même sans la participation de la réflexion, avait découvert la forme du cercle. Il l'avait trouvée, comme nous l'avons déja fait observer, dans l'image du soleil et de la lune, dans le circuit remarquable de l'horizon, et dans tout ce qui pouvait retracer cette forme. L'idée du cercle était dans l'imagination de tous les hommes; elle était gravée pour toujours dans leur mémoire.

La philosophie s'empara de cette première notion brute, et à l'aide des observations astronomiques, elle ne tarda pas à s'apercevoir que les corps célestes roulaient dans des orbes, et que les révolutions sidérales et tous les grands phénomènes de la nature s'accomplissaient dans des cercles.

Le lever et le coucher du soleil, son passage au méridien qui coupe le jour en deux parts égales; le cours de la lune, ses phases remarquables revenant les mêmes tous les mois; la succession constante des jours et des nuits; celle des saisons, des années; tous ces mouvements se reproduisant avec ordre dans des temps marqués et toujours semblables, établissaient la périodicité des phénomènes célestes et terrestres.

La philosophie s'était emparée des premières notions de l'homme; la médecine s'appropria les découvertes de la philosophie : elle les adopta d'autant plus volontiers, que leurs principes étaient communs, et que le petit monde semblait répéter les mouvements du grand. On avait déjà observé que les mouvements de la vie étaient assujettis à une sorte de périodicité; et ce que la santé pouvait laisser de douteux à cet égard, l'état de maladie le démontrait de la manière la plus positive.

Certaines maladies se reproduisaient dans le

même individu avec tous les caractères de la périodicité. Celles qui furent nommées depuis *dialeipontes pyretoi*, *fièvres intermittentes*, reparaissaient à des heures réglées; les unes tous les jours, les autres tous les deux jours, celles-ci tous les trois jours, celles-là à des intervalles plus éloignés.

La périodicité de ce genre de maladies généralement reconnue, quelqu'un arrêta sa pensée sur ce nouveau résultat de l'observation, le fit remarquer et le nota; et de ce moment se trouva établie dogmatiquement la distinction des fièvres d'accès en quotidiennes, en tierces, en quartes, quintaines, etc. (1).

C'était ainsi que la médecine s'enrichissait de plus en plus en multipliant les résultats de l'observation, sans se permettre d'autre théorie que celle donnée par la comparaison ou le rap-

---

(1) Dès la plus haute antiquité l'on a reconnu la nécessité de diviser les fièvres. Mnésithée, Athénien, est, suivant Galien, lib. I, cap. 1, *ad Glaucon*, le premier qui a divisé et subdivisé les fièvres suivant leurs genres et leurs espèces; l'on a fait peu de tentatives depuis pour jeter plus de jour sur cette matière. (Note de Bosquillon, empruntée de sa traduction des *Eléments de médecine pratique* de Cullen, t. I, p. 7, édit. de 1785.)

prochement des faits connus, et bien constatés par le rapport unanime des médecins.

Au moyen de l'emprunt fait à la philosophie et à l'astronomie, et d'après ses observations particulières, la médecine put assimiler le mouvement de la vie à celui des corps célestes, et elle dut admettre une circulation générale des humeurs. La vie fut alors regardée comme fluant dans un cercle, c'est-à-dire s'accomplissant en rond, de même que les révolutions sidérales. Voilà peut-être une des raisons pour lesquelles Hippocrate estime la connaissance de l'astronomie comme très-profitable à l'art de la médecine : *Non parum ad artem medicam confert astronomia*, et pourquoi ce grand homme compare le flux de la vie et ses révolutions successives, tantôt au mouvement de l'ourdissoir ou de la roue du potier de terre, tantôt à l'orbe que les astres décrivent dans leurs cours (1).

---

(1) L'idée du cercle rapportée à l'homme est de la plus haute antiquité. Dans le livre de Job, qui passe pour être des temps les plus reculés, on trouve ce passage très-remarquable, quelle que soit l'interprétation qu'on veuille ou qu'on puisse lui donner :

Manus tuæ fecerunt me, et plasmaverunt me totum in circuitu. (Cap. 10.)

Les ourdisseurs ou les tisserands, dit-il, plient leur fil en rond. Chaque tour recommence ce qu'a fait le tour précédent. Les mêmes révolutions ont lieu dans le corps; elles finissent là où elles ont commencé.

Les potiers de terre font mouvoir leur roue fixée sur son pivot; en tournant elle imite le mouvement de l'univers. Sur elle, et au moyen du mouvement de rotation, on fait toutes sortes d'ouvrages différents. Des mêmes causes résultent les mêmes effets dans l'homme et les animaux : tout se fait en eux par un mouvement circulaire, et dans ce mouvement les mêmes instruments convertissent l'humide en sec et le sec en humide, sans faire rien de semblable (1).

---

(1) *Qui nectunt aut texunt, fila in orbem ducendo plicant, à principio in principium desinunt. Quod est circuitus in corpore, ut unde incipit, eodem desinat.*

Qui figlinam exercent, rotam versant, quæ neque retrorsum neque autrorsum procedit, sed utramque in partem simul, universi imitatione in orbem fertur. In eâ autem cujusvis generis opera, neque inter se similia, circumagendo efficiunt. Ex iisdem eadem hominibus eveniunt, reliquaque animantia in eodem circumactu omnia operantur, ex iisdem nihil simile, iisdem instrumentis, ex humidis sicca, et ex siccis humida efficiendo. (Lib. I.)

Nous pouvons le dire, ces deux passages du Traité du régime, et beaucoup d'autres, n'ont point été compris (1). La comparaison de

---

(1) Galien a le premier jugé défavorablement du Traité du régime, lorsqu'il a dit qu'il était obscur, énigmatique et même indigne du père de la médecine, et ce jugement a eu force de loi pendant une longue suite de siècles. Tel a été, dans tout ce qui a rapport à la médecine, l'effet du crédit et de la célébrité attachés au nom du médecin de Pergame. Cependant, vers ces derniers temps, il s'est trouvé des hommes qui, récusant le jugement de Galien, ont été d'un sentiment contraire. De ce nombre sont Jacob Spon et Gessner. Le premier, dans un petit ouvrage qui a pour titre *Aphorismi novi*, témoigne hautement son admiration pour l'érudition, les connaissances variées et les maximes qui sont répandues surtout dans le premier livre. Nous partageons ce sentiment, et nous pensons avec lui que, dans cette circonstance, il est entré de la prévention et même de la partialité dans le jugement de Galien.

Spon établit d'une manière adroite et plausible la partialité dont il accuse Galien. Après avoir fait la remarque que l'homme serait, suivant Hippocrate, un composé de feu et d'eau, et, selon Galien, un mélange des quatre éléments, il insinue judicieusement que cette différence d'opinion pourrait rendre raison du peu d'estime de Galien pour le Traité d 1 régime. Cette raison n'est pas sans vraisemblance lorsqu'on connaît le cœur humain et la prétention d'auteur. Il en est une autre peut-être aussi

l'homme avec le dévidoir ou la roue du potier de terre, a paru indigne d'Hippocrate; celle du monde, pris pour modèle ou architype de

---

bonne et moins défavorable à la mémoire de Galien; nous l'adoptons : c'est de supposer que le Traité du regime appartient à une philosophie très-ancienne, dont le texte, comme les caractères hiéroglyphiques, s'est conservé jusqu'à nous, mais dont le sens et la tradition auraient été perdus dès le temps de Galien. Cette supposition paraît d'autant mieux fondée, que Galien est venu bien après Hippocrate, et que dans l'intervalle de six cents ans qui s'est écoulé depuis l'un jusqu'à l'autre, de nombreuses sectes de philosophie différentes se sont succédé et ont partagé les médecins. La philosophie d'Hippocrate, qui était celle des premiers sages, pouvait être tombée dans l'oubli. Dans cette supposition, Galien n'aurait point compris la doctrine du Traité du régime. On fait peu de cas de ce que l'on ne comprend point.

Le premier livre du traité en question nous paraît d'autant plus remarquable que tout ce qui est dit des arts cultivés par les hommes, et que M. Gardeille, auteur d'une traduction française des Œuvres d'Hippocrate, regarde comme une longue digression, semble n'être autre chose qu'un traité des fonctions, ou, plus exactement, les premiers aperçus des médecins sur les fonctions du corps humain. Ici nous touchons au berceau de la médecine. Voilà ce que Galien et d'autres après lui n'ont point aperçu.

Les fonctions peuvent être envisagées sous deux points

l'homme, a été jugée hors de toute proportion et de toute vraisemblance. Tel devait être le jugement porté par la multitude : ceux qui pou-

---

de vue fort differents : elles peuvent l'être dans leur ensemble qui exprime la pensée du créateur; elles peuvent l'être dans chacune des parties chargées de remplir les mêmes fonctions.

Tant que l'anatomie n'éclaira pas les médecins sur les différentes parties du corps et sur leur usage, l'idée des fonctions ne put venir à l'esprit par cette voie, mais aussi elle put être suggérée par d'autres. De même que les productions des arts supposent la main de l'ouvrier, les productions de la nature durent faire supposer des causes efficientes de plusieurs genres. Dès-lors la nécessité des fonctions fut reconnue dans le corps vivant. Ensuite le tableau de ce qui se passe dans la société dut éveiller d'autres idées. De même que les besoins de la vie exigent des emplois différents, que celui qui fait des vêtements ne peut s'occuper en même temps de la chaussure; on reconnut en principe la nécessité d'autant de causes efficientes ou de fonctions particulières qu'il y avait de besoins attachés au corps. On rapporta au corps vivant ce qui s'observait dans la société, et l'on conclut bientôt l'idée de lois qui coordonnaient les fonctions entre elles, les rattachaient et les faisaient conspirer seules à une même fin. Cette grande idée est exprimée dans ce peu de mots d'Hippocrate : *Consensus unus, conspiratio una, consentientia omnia.* Ce fut ainsi, selon toute apparence, qu'on s'éleva à l'idée philosophique des fonc-

vaient à peine trouver le point de contact des choses qui se touchent, étaient bien éloignés de concevoir la réalité des rapports très-prochains qui se trouvent établis entre des sujets

---

tions totalement indépendantes de la connaissance positive d'aucune d'elles en particulier.

Par la suite, l'anatomie fut cultivée, et les connaissances, ainsi que les idées qu'elles font naître, prirent une autre direction. On s'adonna à l'etude des parties, et l'on s'appliqua à connaître leur usage. Galien, profitant des travaux faits avant lui, s'est particulièrement occupé de ce genre d'étude. L'idée des fonctions ressortit de l'inspection des parties chargées de les exécuter; mais on les étudia une à une et isolément. Ce nouveau genre d'étude fit perdre de vue l'idée philosophique, et finit par la faire oublier totalement. On eut des connaissances positives et plus ou moins exactes sur chaque partie; mais on ne connut leurs fonctions qu'à la manière des artisans, qui savent l'usage d'une pièce à laquelle ils travaillent, sans pour cela concevoir la mécanique dont elle fait partie. Le temps a accru singulièrement ce genre de connaissance, mais toujours dans le même esprit de détail. Aussi ne connaissons nous des fonctions que ce qu'elles ont de manuel, tandis que les anciens ne les considéraient que sous leur rapport philosophique. Ce genre de connaissances dans lequel nous excellons serait convenablement désigné par le nom de *petite science*. De cette petite science sont sortis, particulièrement en médecine, d'innombrables erreurs dont nous aurons souvent occasion de parler.

qu'une distance incommensurable sépare. Pour ceux qui voudront pénétrer le sens de ces comparaisons et se convaincre de leur justesse, ils réfléchiront que tout système de corps destiné à se mouvoir d'un mouvement progressif continuel, ne peut se mouvoir ainsi que dans un cercle, c'est-à-dire en se perpétuant par des révolutions successives et toutes semblables; ils remarqueront ensuite, par une conséquence nécessaire de ce principe qui est de toute évidence, que la terre et les planètes tournent autour du soleil en décrivant des cercles; que le sang part du cœur et revient au cœur par le moyen d'une révolution; que les roues d'une montre tournent incessamment sur leur pivot. Ils reconnaîtront alors que la mécanique céleste, la mécanique de la vie animale, et celle inventée par les hommes à l'imitation des deux autres, sont toutes fondées essentiellement sur un même principe, qui est celui du cercle. Parvenus à ce point, ils seront tout surpris de retrouver dans les deux passages oubliés que nous venons de rapporter, le secret de la philosophie des anciens, en ce qui concerne le mécanisme de la vie animale, c'est-à dire la plus grande et la plus importante des fonctions, celle en un mot à laquelle se rattachent toutes les autres qui n'ont d'existence que par elle. Ainsi donc les comparaisons employées par Hippocrate, qui paraissaient si bizarres et si extraordinaires au premier abord, se trouvent être, après un examen approfondi, des comparaisons très-justes et d'une exactitude rigoureuse.

Cependant un petit nombre de médecins s'est élevé jusqu'à la hauteur des comparaisons d'Hippocrate. Honneur à l'école de Montpellier! elle est la première qui les ait mises à portée d'être comprises, en montrant par un exemple frappant l'espèce de rapport qu'il peut y avoir entre l'homme et le monde. Voici comment s'explique à ce sujet Bordeu, l'un des plus illustres médecins de cette célèbre école:

« Il est évident, dit-il, que le grand mouvement circulaire des gros vaisseaux, comparé aux grands mouvements des astres, est entrecoupé par beaucoup de petits cercles dont on retrouve l'image dans la marche des planètes, dans ce qu'on nomme les épicycles. » (*Mal. chron.*, p. 18.)

Il est à regretter que Bordeu n'ait parlé qu'en passant des aperçus des anciens sur la circulation; il est à regretter surtout que cet homme de génie ait montré tant de prévention contre la mécanique en faveur de laquelle il produisait un des plus forts arguments, et qu'il ait accordé tant de confiance à l'anatomie, dont il combattait avec raison les prétentions outrées. On serait tenté de rapporter à l'embarras dans lequel il se trouvait jeté par cette double prévention et par la contradiction où il était avec lui-même, le peu d'attention qu'il a donné à un si grand sujet, et l'impossibilité d'en reconnaître toute l'étendue. Nous ne donnons ceci que comme un doute; mais la vérité est que Bordeu a réduit la pensée des anciens à des proportions modernes, et qu'elle se trouve n'être plus qu'une vue d'école.

En effet, Bordeu n'a considéré dans l'homme qu'une circulation particulière qui est évidemment celle du sang, celle d'Harvei, lorsque Hippocrate, s'élevant à des considérations générales, embrasse dans sa pensée la totalité des circulations dont la vie se compose. Ce n'est ni celle-ci ni celle-là à laquelle il s'arrête et dont il entend parler; c'est de l'ensemble des circulations, c'est de toutes celles qui peuvent exister, quel que soit leur nombre, qu'il n'assigne point.

Un principe qu'il semble admettre, est qu'il peut y avoir autant de circulations qu'il y a, non pas d'organes circulatoires, il ne les connaissait pas, mais d'humeurs différentes propres à circuler. C'est ainsi, par exemple, que, sans connaître le système nerveux et ses fonctions, il admet une circulation du feu ou des esprits qui en tient lieu. Selon lui, l'hébêtement et la stupidité dépendent de la lenteur de la circulation de ce feu ou de ces esprits; c'est de même qu'il reconnaît une circulation des humeurs et du lait.

On a supposé qu'Hippocrate avait connaissance de la circulation du sang. Nous croyons que c'est à tort; il a fallu pour cela interpréter en faveur de cette supposition quelques-uns de ses passages qui prêtaient à l'équivoque, et leur donner un sens forcé. Le suivant est celui auquel les médecins se sont arrêtés: *Principium magnum ad extremam partem pervenit; ex parte extremâ ad magnum principium redit.* (*De alim.*) Ce passage nous paraît avoir autant et plus de rapport avec les forces centrifuges et centripètes qu'avec la circulation du sang.

Hippocrate peut avoir connu la circulation du sang comme les autres circulations d'humeurs, puisqu'il en admettait de plusieurs sortes: *Circulationes ad multa conferunt*; mais il ne connaissait pas certainement celle du sang plus que les autres ; il se serait expliqué clairement à ce sujet, ce qu'il n'a pas fait. On sait d'ailleurs, et nous en avons déjà fait la remarque d'après Haller, qu'il ne donnait que peu ou point d'attention à l'état du pouls : *solum ferè pulsum negligit.*

Une raison tirée de l'anatomie décide péremptoirement qu'Hippocrate ne pouvait avoir une connaissance particulière et exacte de la circulation du sang. La voici : Il est hors de doute que cette connaissance n'a pu être acquise que par l'étude spéciale du système vasculaire dans lequel le sang coule et circule, et que par une dissection savante et très-détaillée du cœur, des artères et des veines, qui toutes ensemble forment le cercle sanguin. Or, du temps d'Hippocrate, l'anatomie, au moins celle qui regarde les parties internes du corps, était très-peu avancée. Peut-être les connaissances en ce genre n'allaient-elles pas au-delà des notions acquises par l'inspection journalière des entrailles des victimes offertes aux dieux. Les prêtres n'étaient pas tous médecins, mais tous étaient sacrificateurs (1). La curiosité

(1) L'anatomie est une science qui s'est formée peu à peu et perfectionnée par d'immenses travaux qu'on doit

barbare qui put seule décider Erophile et Erasistrate à éventrer des hommes vivants et à fouiller de sang-froid dans leurs entrailles pour prendre la nature sur le fait; une telle curiosité, disons-nous, prouve incontestablement l'ignorance où l'on était encore à l'égard de l'anatomie et surtout des phénomènes de la vie. Pourquoi, de la part de ces hommes, le choix de leurs semblables pour des expériences aussi vaines et aussi cruelles? que pouvaient-ils voir dans l'homme qu'ils n'eussent pu découvrir tout aussi bien et moins horriblement dans les

---

à la patience, au courage et à la sagacité des médecins; mais en remontant à son origine, il est à présumer que ce furent les prêtres qui introduisirent dans le monde et dans la médecine les premières notions anatomiques. Ils étaient les seuls qui fussent à même, par la nature de leurs fonctions, d'observer attentivement la structure des animaux et de faire les premières découvertes en ce genre; ils étaient peut-être aussi les seuls qui cultivassent la philosophie. Il faut cependant excepter les hommes grossiers qui étaient chargés d'égorger les animaux et de les dépecer pour les besoins de la vie.

Après l'extinction du paganisme, les sacrifices furent abolis, les prêtres cessèrent de tremper leurs mains dans le sang : *Ecclesia abhorret à sanguine;* l'anatomie exilée des temples se réfugia dans les amphithéâtres de médecine et dans les boucheries. Car depuis que les prêtres ont

animaux ? Mais les temps où se pratiquaient ces expériences étaient postérieurs à ceux d'Hippocrate. Si donc l'anatomie des parties internes était peu connue à cette époque, elle devait à plus forte raison l'être moins encore à une époque antérieure. D'où l'on peut conclure qu'Hippocrate n'a point connu la circulation du sang. Le même médecin passe pour avoir fait assez peu de cas de l'anatomie, par rapport à la médecine interne. L'état où elle était alors en donnerait la raison. Il était d'un bon esprit de rejeter dans la pratique des connaissances

---

déposé le couteau sacré, les bouchers sont devenus des préparateurs habiles. Il ne serait pas indigne d'un médecin philosophe de descendre jusqu'à eux, de s'enquérir de ce qu'ils connaissent par une pratique journalière, de ce qu'ils savent par une longue tradition. Ils sont très-certainement en possession d'une science de faits qui n'est point à dédaigner, malgré les progrès de l'anatomie comparée et les découvertes faites au moyen des expériences sur les animaux vivants. Il est des phénomènes qui se cachent aux hommes les plus instruits, faute de pouvoir les observer, et dont les hommes les plus grossiers ont une connaissance parfaite, par la seule et unique raison qu'ils sont à portée de les voir continuellement.

Peut-être aussi y aurait-il à gagner quelque chose sous le rapport des maladies organiques. Les bouchers observent souvent des maladies de ce genre.

qui ne recevaient pas une application utile. C'était ainsi que Bordeu, il y a une cinquantaine d'années, rejetait les notions de la chimie. Mais le même esprit doit mettre en garde contre les décisions tranchantes de certains hommes qui nient l'utilité de cette belle science à l'égard de la médecine. La portée de notre esprit n'est pas toujours l'horizon des choses. Laissons le temps décider.

Revenons à l'anatomie. Nous ferons remarquer que celle des parties externes était très-avancée chez les anciens; la chirurgie et surtout la sculpture en donnent la preuve. L'Apollon, la Diane, la Vénus de Médicis, le Laocoon, le Gladiateur, le torse antique, et d'autres figures sauvées du naufrage des temps, supposent, indépendamment de la beauté et de l'élégance des formes, des connaissances anatomiques très-positives.

Cette partie de l'anatomie du corps humain qui consiste dans l'*ostéologie* et la *myologie*, a été plus cultivée , par la raison sans doute qu'elle présente moins de difficultés que celle des parties internes; elle avait d'ailleurs une application plus patente et une utilité jugée plus grande, à raison de son application à deux arts qui promettaient, l'un des secours aux blessés, l'autre des jouissances à un peuple passionné pour la beauté et pour les plaisirs de l'imagination.

Rentrons dans notre sujet. L'idée d'Hippocrate sur la circulation de la vie, est une idée très-abstraite et très-générale, qui tient, ainsi que nous l'avons déjà fait voir, à l'adoption d'un principe de mécanique universel commun à la philosophie et à la médecine. Elle est, de même que celle d'Aristote et de Platon, une idée purement philosophique; mais elle devait rester pour les sages un sujet de spéculations sublimes, tandis qu'elle pouvait devenir pour les médecins la clef de la science de la vie.

La découverte de la circulation du sang, par Harvei, est sans contredit un des plus beaux faits anatomiques des temps modernes; mais, tout bien considéré, cette découverte n'est qu'un fait particulier: associé à d'autres du même genre, il pourra sans doute servir par la suite à faire connaître l'enchaînement des phénomènes de la vie sous le rapport du mouvement. En attendant, si on le compare aux aperçus des philosophes et d'Hippocrate sur la circulation, on ne tardera pas à s'apercevoir qu'il n'a pas répondu à tout ce qu'on en attendait, et l'on est forcé de reconnaître que l'observation philosophique a été incomparablement plus loin que l'anatomie la plus savante et la plus exacte. Cette assertion peut paraître bien hasardée, et elle peut être contestée par les anatomistes en particulier. Apportons les raisons sur lesquelles elle s'appuie, et qui la mettent au rang des vérités incontestables.

C'est assurément une chose très-digne d'être remarquée, que la plupart des grandes vérités physiques aient été découvertes dans un temps, et que leur démonstration ne soit venue qu'après et à une époque plus ou moins tardive. Exemples :

Bacon devine l'attraction : c'est Newton qui la démontre. Newton à son tour devine la combustion du diamant : ce sont les physiciens de nos jours (Guyton-Morveaux) qui en donnent la preuve. John Mayow découvre une espèce d'air particulier, un gaz différent de l'air commun : un siècle après, le célèbre et malheureux Lavoisier devient le fondateur de la chimie pneumatique. Certains aperçus généraux répandus dans les écrits des médecins de l'antiquité nous paraissent dans le même cas. Ce sont des vérités perdues, et qu'il s'agit de retrouver.

Voilà la divination des anciens dont il est parlé dans le Traité du régime d'Hippocrate. C'est le génie qui dévance les siècles, et qui, par inspiration ou par la seule force du sentiment, s'élève jusqu'à la notion claire et distincte des choses que le vulgaire ignorant et savant n'aperçoit pas (1).

Au nombre de ces inspirations du génie nous croyons pouvoir mettre les aperçus des anciens sur le mouvement général de la vie, parce qu'en remontant à la cause première des fonctions particulières, le mouvement général

---

(1) La clinique offre par fois des exemples d'inspiration de ce genre. Il y a trois sortes de médecine : il y en a une qui suit la règle ; il y en a une autre qui n'a pour guide qu'une opinion bien ou mal fondée des maladies : c'est d'elle qu'Hippocrate entend parler lorsqu'il dit : *De obscurissimis et difficillimis morbis opinio magis quam ars judicat, etsi in his peritia multum imperitiæ prævaleat.* (de flet.) Il y en a une troisième qui est toute d'inspiration, et à laquelle des malades désespérés ont dû leur retour à la vie ; elle est le bonheur et la gloire du médecin, et l'etonnement des assistants. Elle rappèle le *surge et ambula,* ou le *quid turbamini et ploratis? puella non est mortua, sed dormit.* (Saint Marc, ch. 5, v. 39.)

Nous pourrons citer par la suite quelques exemples de ces cas de pratique heureux.

de la circulation est la fonction des fonctions, et, comme nous l'avons déjà dit, celle qui tient dans sa dépendance médiate ou immédiate toutes les autres, celle enfin sans laquelle toutes les autres cessent à l'instant. L'anatomie a-t-elle été jusque-là ?

La comparaison du flux de la vie avec les révolutions sidérales n'est pas seulement le coup-d'œil de l'aigle, une des plus longues portées de l'esprit humain ; elle est encore une des vérités les plus simples et les plus certaines qui aient été conçues, et une des plus utiles par l'importance et la fécondité des conséquences qu'elle laisse entrevoir. A cette belle comparaison se rattachent un grand nombre de faits relatifs à la vie, à la santé et aux maladies, et l'explication de ces mêmes faits sous les rapports du mouvement, c'est-à-dire, des fonctions ; car les fonctions peuvent être considérées comme des mouvements déterminés par l'organisme.

Nous ne voulons pas prêter à Hippocrate des idées qui sont les nôtres, ni supposer qu'il eut connaissance d'une foule de faits dont la découverte appartenait au progrès des âges. D'après ce que nous avons dit précédemment, nous serions doublement en défaut. Nous admirons seulement l'étonnante perspicacité de ce grand homme, qui lui permit de porter sa vue si loin; et l'excellence de son jugement, à l'aide duquel il sut s'arrêter devant des vérités si difficiles à reconnaître.

Nous admirons aussi le zèle et la constance d'une foule de gens habiles qui, ne le connaissant peut-être que de nom, n'en travaillaient pas moins, sans apercevoir le but véritable de leurs efforts, à établir d'une manière irrécusable la vérité des faits qu'il avait annoncés. Nous demandons pardon aux anatomistes; il est question d'eux. Il n'en est pas un, on peut le dire, qui ait soupçonné la pensée d'Hippocrate sur la circulation. Chacun est resté, sans pouvoir en sortir, dans la sphère étroite des idées où il se trouvait placé par la nature de ses occupations principales. Exclusivement livrés à l'étude anatomique de telle ou telle partie du corps, les uns n'ont vu que des os, des muscles; les autres, des nerfs, des artères ou des veines; ceux-ci, le cœur ou les poumons; ceux-là le cerveau ou tout autre viscère particulier. Tous ont vu la nature humaine anatomiquement, nous voulons dire en détail; aucun n'a pu remonter encore jusqu'à la considération du tout que forment ces mêmes parties réunies. Xavier, Bichat, et Legallois avaient déjà fait un pas utile pour la philosophie de la vie ; la mort est venue les arrêter !

Nous admirons enfin qu'une idée aussi profonde que celle de la circulation, et dont il était de toute impossibilité de prévoir les conséquences, soit venue à l'esprit des hommes à une époque où l'organisme ne pouvait fournir encore aucune donnée qui pût l'éveiller ou la faire soupçonner ; et que dans le temps où nous vivons, où ces données, multipliées à l'infini, semblaient la présenter ou la faire naître, elle ait été non-seulement méconnue, mais rejetée avec une sorte de mépris ou regardée comme un écart d'imagination.

C'est avoir suffisamment mis en évidence la supériorité de l'observation philosophique sur l'anatomie la plus savante et la plus exacte, et considéré d'en haut la question qui nous occupe ; il convient maintenant de descendre à l'une des applications les plus curieuses et les plus importantes du principe que nous avons établi.

Si la périodicité des phénomènes qu'on observe dans les fièvres intermittentes a été pour quelques écrivains un juste sujet de surprise et d'étonnement (page 20), la difficulté de remonter à sa cause a été pour les médecins un motif louable de s'abstenir de toutes conjectures. On ne peut raisonnablement tenir compte de ce qu'Hoffmann a proposé à cet égard (p. 24). La périodicité des accès de fièvres est donc du nombre de ces effets dont la cause est encore occulte. Au moyen du cercle dont le mécanisme de la vie n'est qu'une application, et la circulation hippocratique un effet, cette cause se présente d'elle-même, et elle mérite d'autant plus de confiance que la périodicité n'appartient pas exclusivement à l'état de maladie, et que ce phénomène, dans tous les états possibles, en santé comme en maladie, trouve sa solution dans la disposition circulaire du système organique de la vie, et plus simplement dans le principe de la circulation.

S'il est vrai que les mêmes causes produisent les mêmes effets, on doit admettre que des effets semblables doivent avoir des causes toutes semblables. Cela posé, la périodicité des phénomènes célestes et terrestres étant due, d'après le témoignage de l'observation, à une disposition particulière des parties du grand tout, la périodicité des phénomènes de la vie doit être rapportée à une disposition semblable des parties du tout animal. L'astronomie enseigne que les astres décrivent des cercles; l'anatomie démontre que le sang part du cœur et revient au cœur en décrivant un cercle. La similitude sous ce rapport étant parfaite entre ces deux sujets de comparaison, la cause de la périodicité est d'autant mieux démontrée qu'elle se trouve absolument la même dans deux systèmes de corps entièrement différents d'ailleurs.

En second lieu, si les fonctions de la vie sont, ainsi que nous l'avons fait observer, des mouvements déterminés par l'organisme, il ne semble pas permis de chercher la cause de la périodicité qui se trouve liée à la grande et importante fonction du mouvement vital, ailleurs que dans l'organisme animal; elle doit être tirée nécessairement de la disposition et de l'action des organes vitaux, c'est-à-dire du mécanisme des parties auxquelles la vie est plus spécialement et plus immédiatement attachée.

Ainsi donc, considérée en elle-même, abstraction faite, comme il convient, des causes particulières et souvent multipliées qui peuvent hâter, retarder, en un mot, varier son retour, la périodicité des fièvres et de tous les phénomènes qui appartiennent à la vie, semble ne pouvoir être rapportée à une cause plus évidente qu'au principe de la circulation, et par conséquent qu'à une cause purement mécanique.

Avant de quitter ce sujet, nous présenterons quelques aperçus sur les lois du système de la circulation générale, et sur l'analogie très-remarquable qui existe, sous le rapport de ces lois, entre la mécanique de la vie animale et la mécanique céleste. Ces aperçus qui agrandissent l'horizon de la science, montreront dans le lointain une foule de connaissances qu'on ne soupçonnerait pas, placé sur un point moins élevé; ils mettront en garde contre cette précipitation de conclure et contre cette assurance avec laquelle on regarde ou donne comme résolues des choses qui sont en problèmes, et sur lesquelles même on n'a encore que des données imparfaites et insuffisantes ; ils pourront aussi servir à éclairer les recherches qui sont à tenter sur plusieurs points de pathologie interne, couvertes du voile le plus épais, et sur la durée particulière affectée à chaque espèce de maladie. Cette circonstance a été remarquée de tout temps.

C'est pour l'avoir observée les premiers, que les anciens ont divisé les maladies en maladies très-aiguës, *morbi peracuti*; en aiguës, *acuti*; en longues ou chroniques, *diuturni*, *chronici*. Les modernes les ont adoptées; mais ils n'ont pas été au-delà. Cette particularité méritait cependant qu'on s'en occupât. Il est d'observation :

1° Que les convulsions sont de très-courte durée, quelle qu'en soit l'issue.

2° Que la fièvre éphémère se termine ordinairement en vingt-quatre heures, et ne s'étend pas au-delà du troisième jour. (1)

3° Que les maladies aiguës, selon leur degré de simplicité ou de complication, se jugent, les unes dans le premier ou le second septenaire; d'autres dans les troisième, quatrième, et même plus.

4° Que la fièvre tierce légitime se juge en sept accès au plus. (2)

5° Que les fièvres quartes d'été sont de peu de durée en général, mais que celles d'automne

---

(1) *Scire autem licet diariam febrem semper fere à causis moveri evidentibus . . . . eamdemque unico finiri die consuescere, quem diem si transit, tertiumque superat, jam tum diariam esse desinire, in putridamque abire.* (Jod. Lomm. page 2.)

(2) *Tertiana exquisita, septem circuitibus, ut longissimè judicatur.* (Hipp. aph. 59, sect. 4.)

sont longues, surtout celles qui se déclarent à l'entrée de l'hiver. (1)

6° Que les maladies de la lymphe se guérissent lentement et difficilement.

Nous pourrions multiplier ces exemples. Pourquoi cette différence dans la durée des maladies? quelle en est la raison simple ou composée? C'est ce que nous nous donnerons de garde d'examiner; il nous suffit de présenter les aperçus suivants :

D'après les notions fournies par l'observation et par l'anatomie, les trois systèmes nerveux, sanguin et lymphatique, peuvent être regardés comme trois systèmes d'organes circulatoires, ou comme des organes dont le mouvement ou l'action continue forment une suite de révolutions depuis la naissance jusqu'à la mort.

Ces trois systèmes sont trois grands cercles organiques qui composent la mécanique de la vie animale.

Si l'on a égard aux fonctions de ces trois systèmes et aux lois qu'elles suivent, ces fonctions s'exécutent selon des temps différents,

---

(1) *Quartanæ æstivæ plerumque fere breves existunt, autumnales verò longæ, præsertim quæ ad hiemem pertingunt.* (Hipp. aph. 25, sect. 2.)

les uns plus longs, les autres plus courts. La circulation du sang se fait avec impétuosité, celle de la lymphe avec lenteur; l'action nerveuse, au contraire, a l'étonnante rapidité du fluide électrique. Avec quelle inconcevable promptitude la simple vue d'un objet agréable ou pénible nous réjouit ou nous attriste!

Ces faits établis, si, au lieu de considérer les trois systèmes d'organes anatomiquement, c'est-à-dire isolément, comme on l'a fait jusqu'à présent, on les rassemble par la pensée pour n'y voir qu'un seul et même système, tel qu'il existe dans la nature animale; qu'on le compare ensuite avec le système céleste, et l'on verra que non-seulement le principe, mais le plan de leur mécanique, est absolument le même, et que, sous ce nouveau rapport, le petit monde est encore la contre-preuve du grand. Pour finir par un dernier trait de similitude frappant entre les deux mondes, nous dirons que si l'on met en regard des circulations de la vie, les révolutions sidérales, on verra, d'un côté, les masses du sang, de la lymphe et du fluide nerveux circuler dans le corps vivant selon des temps de vitesse différents; de l'autre, les globes répandus dans l'espace parcourir leur orbite dans des temps inégaux : *Mercure* fait sa révolution dans trois mois, *Vénus* en huit, *la Terre* en trois cents soixante-cinq jours, *Mars* en deux ans, *Jupiter* en douze, *Saturne* en trente.

Maintenant, si l'on fait attention que les convulsions, qui dépendent des nerfs, arrivent subitement et passent vite ; que la fièvre simple, qui a son siége dans le sang, est d'assez courte durée ; que les maladies de la lymphe, comparées aux deux précédentes, sont, s'il est permis de parler ainsi, des maladies séculaires, c'est-à-dre d'une longueur désespérante ; on ne pourra s'empêcher de reconnaître le rapport qui existe entre la durée des maladies de chaque système et sa vitesse particulière ; et il semblerait permis, d'après les observations et les faits rapportés jusqu'ici, de regarder comme vraie cette proposition, que la durée des maladies simples de chaque système est dans la raison de la vitesse particulière du système affecté ; ou, plus généralement, que, dans le système général des organes circulatoires, toute maladie est d'autant plus longue ou plus courte que le système particulier qu'elle affecte à son action plus prompte ou plus lente.

Nous nous sommes appliqués dans ce chapitre à connaître les secours que la médecine a tirés de son alliance avec la philosophie, et de la comparaison qu'elle a établie entre l'homme et la machine du monde. Une vérité, selon nous, qui découle de nos recherches, est que le système des connaissances, chez les anciens, était autre que celui des connaissances modernes. Toutes les branches de la science se rattachaient à un tronc commun, ou découlaient d'une même source; tandis que celles des modernes ne communiquent que par leurs faces latérales : elles semblent avoir une origine différente.

L'antiquité était aussi moins savante de cette science, qui s'acquiert par le secours des instruments, du calcul et des expériences délicates; en un mot, par tous les moyens d'investigation facile qui sont à notre usage; mais en revanche elle était plus riche de cette autre science qui s'agrandit par la constance de l'observation, par l'unité de vue qui dirigeait les premiers sages, par la méditation des grands phénomènes de la nature, et surtout par le respect religieux pour ce qui avait été fait. Ces hommes prodigieux cherchaient à embrasser l'univers par la pensée, tandis que nous nous perdons dans les décombres des choses que nous soumettons à l'analyse. Nous voulons tout savoir, tout expliquer, tout peser, tout calculer, tout soumettre à nos méthodes factices, et une attention exclusive donnée aux plus petites choses fait perdre de vue celles qui sont d'un ordre élevé et d'un intérêt principal.

Les premiers sages, s'élevant à des considérations générales, surent tirer parti des observations qui jusqu'alors n'étaient dues qu'à l'admiration ou au besoin, pour établir les bases de toutes les connaissances; car le peuple, dans tous les temps, a été en possession des vérités utiles. Ils fondèrent des institutions durables qui devaient étendre chaque partie des sciences, au moyen d'observations ultérieures. Chez les modernes, et dans ces derniers temps surtout, nous nous plaçons trop près des objets; la science est devenue une occupation de myope. Nous rattachons aussi trop souvent des observations à des opinions ou à des idées conçues dans le silence du cabinet et loin de la nature; enfin, presque toujours nos théories données comme générales, ainsi que nous aurons occasion de le faire voir, n'ont pour appui que des faits particuliers et souvent équivoques.

Dans le chapitre suivant nous présenterons quelques doutes sur la science des anciens. A ce sujet il nous sera permis de jeter un coup-d'œil rapide sur les sciences, sur les arts, en un mot, sur les ouvrages des hommes dans la haute antiquité. Cette digression sera d'autant moins déplacée, que tout se tient dans le système des anciens, et qu'il nous ramènera, par un circuit qui ne sera pas dénué d'intérêt, à notre objet principal, qui est de suivre les progrès de l'observation en médecine d'après les vues que nous avons adoptées.

DOUTES SUR LA SCIENCE CHEZ LES ANCIENS,

ET SUITE

DU PROGRÈS DE L'OBSERVATION EN MÉDECINE.

L'HOMME dont l'intelligence et les facultés se développent avec l'âge, peut être regardé comme l'image de la société toute entière, comprise dans la durée des temps. Plus cette dernière s'avance, plus elle s'éclaire, et, de même que l'homme, plus elle étend ses connaissances. Cette comparaison admise, la médecine, ainsi que les autres branches des connaissances humaines, a dû s'accroître par des progrès extrêmement lents ; et les premiers médecins ont dû savoir, non-seulement moins que leurs successeurs, mais encore autrement qu'eux.

Sans vouloir traiter cette question particulière, si nous comparions la philosophie des premiers temps du monde, à celle des temps postérieurs et surtout modernes, nous dirions que, dans l'origine, la philosophie n'était autre chose que la science des faits, tandis que dans la suite elle n'a été souvent que la science des idées acquises et du raisonnement.

Les anciens observaient beaucoup et raisonnaient peu; ils étaient à cet égard dans une heureuse impuissance. Leurs successeurs raisonnèrent beaucoup et n'observèrent plus, ou ils observèrent avec un esprit de prévention. Les premiers arrivèrent à la connaissance de la vérité par le rapprochement des faits et par de simples inductions; les autres depuis se sont efforcés d'atteindre le même but par la voie du raisonnement. Ces deux manières de procéder devaient conduire, d'une part, à la conformité de sentiment; de l'autre, à des divergences d'opinion.

L'antiquité n'avait d'idées que celles qu'éveillait ou faisait naître la vue des objets présents. A mesure qu'on avança dans les temps, on eut un grand nombre d'idées dont l'origine était inconnue, ou n'était connue que sur le témoignage et sur le rapport de ceux qui avaient précédé. Pour les derniers venus, les idées n'étaient que la copie de la copie d'un tableau original, et souvent des êtres de raison.

Nous pourrions ajouter que l'antiquité avait peu d'idées sur chaque chose en particulier, mais qu'ayant promené ses regards et son attention sur tous les objets importants de la nature, elle doit nécessairement avoir l'antériorité dans ce qui a rapport aux sciences et aux arts; ce qui est en effet. C'est dans ce sens seulement qu'on peut dire : Il n'y a plus rien à inventer ou à découvrir, ou, pour nous servir des paroles du roi philosophe : *Nihil sub sole novum.*

Les anciens ont eu des notions qui se sont perdues avec le temps, ou tout au moins oubliées. Ce que nous avons dit de la circulation hippocratique en donnerait la preuve.

Mais ce qui caractérise particulièrement l'antiquité, c'est l'extrême simplicité jointe à la grandeur et à la rudesse. Proposons à ce sujet quelques réflexions, et appuyons-les sur des exemples connus.

Les premières notions de la grande société, comme celles de l'enfance, ont dû nécessairement consister dans la mémoire des impressions que faisaient, sur l'imagination encore toute neuve des hommes, les objets de la nature les plus remarquables. Plus heureusement placés que nous pour tous les genres de découvertes, ils n'avaient point à chercher. Pour eux la nature était féconde; ils n'avaient qu'à ouvrir les yeux. Chaque coup-d'œil leur montrait des merveilles inconnues; chaque coup-d'œil était une découverte importante. Les premiers objets qui fixèrent leur attention étant grands (car ceux-là nous affectent les premiers), leurs conceptions dûrent porter l'empreinte de leurs modèles. Telle est, sans doute, la raison pour laquelle tout ce qui a été conçu ou exécuté dans la haute antiquité est sorti du cerveau ou des mains de l'homme avec des proportions gigantesques et des formes barbares. Tout est prodigieux dans les ouvrages des premiers temps du monde.

C'est la race humaine qui, voulant célébrer son nom avant sa dispersion sur la terre, conçoit le projet de fonder une ville et d'élever une tour dont le sommet doit atteindre le ciel (1). Ce sont les géants qui entassent montagnes sur montagnes pour escalader le ciel; c'est Hercule connu par ses douze travaux;

---

(1) *Venite faciamus, nobis civitatem et turrim cujus culmen pertingat ad cœlum, et celebremus nomen nostrum antequam dividamur in universas terras.* (*Gen.*, cap. 11.)

c'est Bacchus faisant la conquête de l'Inde, enseignant l'agriculture et plantant la vigne.

Des pyramides, des temples et des obélisques s'élèvent en Egypte pour étonner les générations futures, et braver le temps par la dureté de la matière mise en œuvre. Les mêmes mains creusent le lac de Mœris. Ailleurs d'autres merveilles : la Crète exécute son labyrinthe ; Artémise élève le tombeau de Mausole ; Sémiramis suspend ses jardins ; Rhode met debout son colosse, et Messine montre son phare aux audacieux mortels qui courent le hasard des mers.

Après les Bélus, les Bacchus et d'autres conquérants, qui passent un moment sur la terre pour la remplir de la terreur de leur nom, paraissent les premiers sages. Ces bienfaiteurs de l'humanité rassemblent les hordes sauvages éparses dans les forêts, les réunissent par bourgades, et resserrent les liens de ces sociétés naissantes, par le double nœud de la religion et de la législation.

La poésie, les arts et l'histoire viennent ensuite orner le devant du tableau de ces temps héroïques, en revêtant de formes belles et majestueuses les créations, jusque-là monstrueuses, de l'imagination.

Les poètes brillent les premiers ; Homère, à leur tête, représente l'Olympe tremblant toutes les fois que le père des dieux et des hommes fronce son épais sourcil. Les statuaires viennent après : inspirés par le poète, ils revêtent les dieux de la forme humaine ; de l'or, de l'ivoire, de l'ébène et du marbre, ils tirent, Phidias, son Jupiter olympien, sa Minerve, sa Némésis ; Canetias, sa Diane ; Polycléte, son Apollon ; d'autres l'Hercule. Ephèse emploie deux cents ans à bâtir son temple, ce temple que Pline appelle le miracle de la magnificence grecque. Hérodote raconte à la Grèce, assemblée aux jeux Olympiques, l'histoire des différents peuples de la terre, et il remonte à des temps reculés, à une époque où les hommes conservaient à peine le souvenir de leurs aïeux.

Dans le fond du tableau, mais dans le plus grand éloignement, on distingue deux monuments de la sagesse humaine : ils étonnent autant par la hardiesse de l'entreprise, que par la grandeur du sujet et l'importance de leur fin. On reconnaît assez l'Astronomie et la Médecine : d'une antiquité la plus reculée, contemporaines d'origine, antérieures à toutes les autres connaissances humaines, elles paraissent avoir été les deux premiers sujets sur lesquels l'intelligence humaine se soit exercée. Elles sont tout à la fois le premier coup d'essai et la merveille de l'esprit humain.

Si le ciel est la plus grande des admirations et la plus puissante des influences, la santé est le premier de tous les biens ; les maladies et la douleur, les plus grands de tous les maux ; le soulagement à ces maux, le premier de tous les besoins. Telle est l'origine de l'astronomie et de la médecine. Pour l'homme en ce monde tout est peine et plaisir, et sa plus grande affaire est de se procurer l'un, et de se soustraire à l'autre. Nous avons dit l'origine de la médecine voilà son antiquité.

Sur un plan plus rapproché, on voit, du côté de l'astronomie, les sciences exactes : elles donnent la main aux arts de l'architecture et de la mécanique ; et du côté de la médecine, la physique. Celle-ci explique les phénomènes de la nature et éclaire l'homme sur les besoins de la vie.

Dans l'esquisse historique que nous venons de faire, nous nous sommes attachés à ne reproduire que les traits principaux du grand tableau que nous offre l'enfance du monde : nous avons représenté la première pensée de l'homme, son industrie naissante, les effets de sa puissance. Mettons de côté ce qui est étranger à notre sujet pour nous occuper de l'astronomie et particulièrement de la médecine : les traits de conformité qu'elles ont, soit dans leur origine, soit dans leurs progrès, permettent de les associer : l'histoire du Ciel éclairera de nouveau celle de l'homme. Parlons d'abord de l'astronomie.

Il paraît bien difficile, pour ne pas dire impossible, de décider si l'on doit l'astronomie aux Egyptiens plutôt qu'à d'autres peuples, tels que les Chaldéens ou les Indiens. Mais quelle que soit la vérité à cet égard, l'on peut avancer qu'elle a dû être cultivée dans tous les commencements par des hommes qui jouissaient de longs et doux loisirs, et vivaient sous un ciel pur et constamment serein. Un beau ciel invite à la contemplation, et la contemplation charme les loisirs de l'homme isolé. Une tradition très-ancienne attribue l'invention de l'astronomie aux bergers, et ce n'est pas sans raison. Les bergers n'ont pas été seulement les premiers astronomes, ils ont été les premiers poètes. La nature, l'amour et la beauté ont inspiré leurs premiers chants. Ils ont été devins ; et de nos jours encore, parmi le peuple, ils passent pour sorciers. Tel est l'effet des loisirs de la vie pastorale, de cette vie qui, livrant les hommes tout entiers à la contemplation et à la méditation, les rend supérieurs aux autres dans l'exercice des fonctions intellectuelles.

Rohaut, dans sa physique (1), dit : « Les anciens ont divisé les étoiles fixes en plusieurs assemblages ou constellations, à qui, sans raison, et selon qu'il leur a plu, ils ont donné le nom d'Ours, de Lion, de Centaure, de Serpent, etc. ». Ce physicien nous semble être tombé dans une grande erreur en s'exprimant ainsi. Ces noms ne furent point imposés par hasard ou par caprice. Il ignorait que dans le principe les assemblages d'étoiles fixes furent désignés par le nom de *troupeaux* (2); celui de constellation ne leur a été donné que par la suite. Or, l'idée de troupeaux transportée aux groupes d'étoiles n'a pu venir qu'à l'esprit des peuples pasteurs, qu'à des bergers ou à des pâtres. On sait que la richesse de certains peuples de la haute antiquité consistait principalement dans la possession de troupeaux de

---

(1) Tome II, page 7.

(2) Bouguer.

bêtes à cornes et de bêtes de somme. Telle était celle d'Abraham et des patriarches originaires de la Chaldée.

Les noms particuliers donnés aux différents troupeaux d'étoiles décèlent encore une origine pastorale.

Il ne suffisait pas d'observer les étoiles, de les grouper, de les compter; il fallait donner des noms particuliers à chacun de ces groupes, soit pour se reconnaître dans le ciel, soit pour se faire entendre des autres pasteurs : il fallait un langage commun. Or, qu'y avait-il de plus naturel et de plus à portée des hommes simples de ces temps primitifs, que de prendre des noms dans ce qui était leur propriété, dans ce qui les entourait continuellement, en un mot, dans ce qu'ils voyaient, en quelque sorte, à l'exclusion de toute autre chose? Ajoutons que l'homme prend nécessairement ses comparaisons dans ce qui lui est le plus familier.

Les troupeaux étant la richesse des peuples pasteurs, et, comme tels, le terme le plus élevé de leurs comparaisons, ils dûrent donner, et donnèrent le nom de troupeaux aux différents groupes d'étoiles.

Les troupeaux, *armenta et jumenta*, ne marchant pas sans un bélier, sans un taureau ou un étalon en tête, par suite de la première idée et du principe adopté, on donna le nom de bélier à un premier troupeau d'étoiles, celui de taureau à un second troupeau, et ainsi de suite.

Les troupeaux sont confiés à la garde des chiens; il y en a de grands, il y en a de petits: d'autres troupeaux d'étoiles prirent les noms de grand chien, de petit chien.

Un homme conduit les troupeaux, on eut la constellation de Boôtès ou du bouvier; on eut l'étoile du berger.

Ainsi peuvent s'expliquer les noms des principaux troupeaux d'étoiles, c'est-à-dire, des signes du zodiaque et de la plupart des constellations.

Une jeune fille était l'ornement de sa famille et la gloire de son sexe; la femme du maître mettait au monde deux enfants mâles, voilà l'origine de la vierge et des jumeaux trouvée.

On consacra de même (1) les ustensiles de ménage et d'autres qui sont de première nécessité dans la vie. Tels furent, la balance qui

---

(1) Telle est peut-être l'origine des consécrations dont nous parlerons ailleurs.

sert aux échanges ; la cruche ou le vase fait pour puiser l'eau ; le chariot employé au transport des dieux, des femmes et des enfants, et qui est, à proprement parler, le domicile intérieur des peuples nomades.

Il est impossible de savoir jusqu'à quel point les hommes livrés à eux-mêmes, sans autre guide que la nature et le besoin, poussèrent leurs observations et leurs remarques sur ce qui regarde l'état du ciel. Elles étaient sans doute très-imparfaites et très-incomplètes, mais il fallait commencer par là pour aller plus loin.

Tandis que l'imagination humaine remplissait le monde d'illusions, et que la nécessité, mère de toutes les inventions, multipliait les connaissances réelles et les découvertes en tous genres, la raison se formait peu-à-peu, et quelques hommes, supérieurs aux autres par leur génie, cultivaient la sagesse dans la retraite et le silence. Uniquement occupés de la recherche de la vérité, ils recueillaient avec soin les connaissances éparses ; ils les rassemblaient, les soumettaient à des règles fixes, et posaient ainsi les fondements de toutes les sciences et de tous les arts.

Alors les premières notions de l'astronomie

passèrent des plaines de la Chaldée dans la retraite des sages, et au moyen de l'étude de la sagesse, elles se changèrent en une science véritable, en astronomie proprement dite. A commencer de cette époque, l'on mit plus de précision dans les observations ; on vérifia et rectifia celles qui avaient été faites pécédemment ; on en fit un tableau exact : et ce qui n'était su que par tradition, ce qui n'avait encore d'existence que dans la mémoire des hommes ou sur des feuilles périssables, fut gravé sur la pierre et devint un monument durable légué pour l'instruction de la postérité la plus reculée. On doit à ces temps, dont la date ne peut être fixée, les zodiaques d'Esné, de Denderah, du cap Comorin et d'autres encore.

Les sages qui avaient hérité des premières observations astronomiques, bien éloïgnés de l'esprit de notre siècle, ne défirent pas cé que leurs devanciers avaient commencé ; ils ne substituèrent pas des noms nouveaux à ceux qui étaient reçus et consacrés déjà par un antique usage ; ils respectèrent ceux qui avaient été donnés aux différents troupeaux d'étoiles par les hommes de la nature ; ils les imitèrent en suivant la même marche qu'eux, à mesure que les connaissances et les découvertes se multiplièrent. C'est à ce respect religieux qu'on doit encore aujourd'hui la conservation des noms donnés par les premiers observateurs, et le souvenir de l'origine pastorale de l'astronomie.

Dans la suite des temps, et dans un même esprit, l'admiration et la reconnaissance, la flatterie et la crainte, placèrent dans le ciel les héros, les hommes célèbres par leurs actions ou leurs inventions ; elles y placèrent aussi les habitants des airs, ceux des mers, et jusqu'aux monstres que l'imagination avait enfantés (1).

---

(1) L'astrologie paraît avoir été la conséquence de l'usage où les premiers peuples ont été de placer dans le ciel les hommes et les choses qui appartiennent à la terre. En transportant ainsi le bien et le mal, on eut les bons et les mauvais génies, les astres bienfaisants et ceux dont l'influence était maligne. En plaçant dans le ciel le nom des hommes qui avaient rempli la terre du bruit de leurs actions, on eut des dieux, des héros. On fut bientôt porté à attribuer aux astres les vertus ou les vices des héros dont ils portaient les noms et qu'ils représentaient. C'est ainsi, par exemple, que la planète que l'on nomme *Mars* rendait belliqueux ceux qui naissaient sous son influence.

Dans cette supposition l'astrologie, qui est toute cé-

Le cours du soleil, de la lune, des étoiles, mesurant la durée des jours et des nuits; les astres ont réglé de tout temps les actes de la vie (1); par cette raison, l'astronomie s'est trouvée liée à toutes les institutions civiles et religieuses. Elle l'était plus particulièrement à la religion par l'adoration du soleil devenue commune à tous les peuples. Cet astre, dans chaque révolution des ans, paraissant parcourir les douze signes qui composent le zodiaque, ces signes, par une idée bien naturelle à l'homme, furent regardés comme les douze maisons du dieu de la lumière, et

---

leste, aurait tiré son origine de la terre, c'est-à-dire, de l'apothéose des hommes, des animaux et des êtres moraux.

(1) Il a fallu de tout temps porter le boire et le manger aux hommes occupés, soit aux travaux de la terre, soit à la garde des troupeaux. Ces vivres devaient être portés à des heures réglees. Il a fallu également convenir du lieu et du moment où, après s'être dispersé, on pourrait se reunir. Il a fallu en outre, pour entretenir des relations habituelles avec les autres peuples, et trafiquer ou faire des échanges avec eux, fixer des époques de rendez-vous certaines. C'était le soleil pendant le jour, la lune pendant la nuit, et en son absence les étoiles, qui servaient de règle. Encore aujourd'hui les habitants des campagnes n'en ont pas d'autre.

le zodiaque fut alors consacré dans les temples. Il le fut dans ceux d'Esné, de Denderah en Egypte, et probablement dans beaucoup d'autres que le temps a détruits. Il paraît même que cette consécration, toute en l'honneur du soleil, s'est conservée sans interruption jusqu'aux temps du moyen-âge et plus tard, malgré les révolutions des empires et l'établissement des différentes religions. Les églises gothiques attestent ce fait : le zodiaque se trouve être presque toujours une des figures symboliques qui ornent la face principale de ces églises.

Pour ne pas nous engager dans la nomenclature de celles qui existent encore autour de nous, nous n'en citerons qu'une : l'église de Saint-Denis, célèbre par son ancienne abbaye et par les tombeaux des rois de France qu'elle renferme. Au devant du portail de cet édifice, qui est du douzième siècle, on voit, nous nous en sommes assurés, un zodiaque sculpté dont le relief est encore assez bien conservé.

Ce monument astronomique, qui se trouve placé là, après avoir été consacré dans les temples égyptiens dont l'antiquité ne peut être fixée, est certainement un fait très-extraordinaire qui donne matière à d'amples et profondes réflexions ; mais elles n'appartiennent pas à notre sujet *.

D'après ce qui vient d'être exposé, l'on a vu :

1° Que l'astronomie est née du besoin, et de l'admiration curieuse, qui est un autre besoin de l'homme.

Autant on en peut dire de la médecine.

2° Que l'astronomie doit ses commencements à des hommes simples, c'est-à-dire, aux premières notions et aux premiers aperçus de l'ignorance (1).

---

(1) Il existe dans l'homme de la nature, à côte ou mieux au-dessus de l'instinct physique qu'il a de commun avec les animaux, et qui le conduit sûrement, ainsi qu'eux, à rechercher ou à fuir ce qui lui est avantageux ou nuisible, un instinct moral ou un rayon de l'intelligence divine qui le conduit en toute chose plus ou moins directement, sans le secours du précepte et de l'exemple, à la découverte des premières et des plus importantes verités.

Par cette raison celui qui, dans l'état d'ignorance absolue, et privé de tout moyen d'instruction autre que celui de ses sens, appliqua son intelligence à un genre de choses, celui-là fut le premier savant en ce genre de choses ; et ainsi des autres. En ce sens il serait aussi vrai qu'il serait peu vraisemblable de dire que le premier savant fut un ignorant. Inférons de ces considérations que

La médecine s'est trouvée dans le même cas.

3° Que l'astronomie a passé des plaines de la Chaldée dans l'observatoire des Babyloniens.

Nous verrons bientôt que la médecine stationnait, dans le principe, le long des chemins et dans les carrefours, et qu'elle s'est fixée ensuite dans des temples.

4° Que l'astronomie est une science toute d'observation, ce qui est également vrai pour la médecine ; aussi sous ce rapport elles sont sœurs.

5° Que l'astronomie et la médecine ont en vue un même objet, quoique leur fin soit différente. Elles ont en vue un même objet, parce que toutes deux s'occupent de certains mouvements analogues ; celle-ci, du mouvement des astres ; celle-là, du mouvement de la vie dans l'homme et les animaux. On a eu occasion de remarquer et de reconnaître l'analogie de ces deux genres de mouvement lorsqu'il s'est agi de la circulation.

---

l'essence de la philosophie consiste dans les premiers errements de l'instinct moral livré à lui-même, et qu'elle est une sorte de révélation de la divinité.

6° Que l'astronomie prédit les phénomènes célestes.

On sait que la médecine a dans les maladies ses pronostics qui sont un genre de prédiction analogue à celui de l'astronomie quoiqu'il soit moins certain.

7° Que l'astronomie et la médecine ont été l'objet d'un culte religieux universel.

Nous ne pousserons pas plus loin ce parallèle.

L'histoire ne nous aurait pas transmis ce fait, que plusieurs peuples de l'antiquité la plus reculée, étaient dans l'usage d'exposer les malades dans les carrefours et le long des chemins pour consulter les passants (1); qu'une étude tant soit peu approfondie de notre espèce, suffirait pour le faire supposer avec beaucoup de raison. Si l'homme ne peut sortir de sa nature, s'il est foncièrement ce qu'il a été

---

(1) Hérodote, liv. I, rapporte que les Babyloniens étaient dans cet usage.

Strabon, dans le IIIe livre de sa *Géographie*, en parlant des peuples de la Lusitanie, s'exprime ainsi : *Balestani, ægrotos vetusto ritu Ægyptiorum, in plateis deponunt, ut qui eo morbi genere tentati sunt commonefacere eos valeant.*

et ce qu'il sera, ce qui est hors de doute, il ne s'agit que de l'observer et de se dégager de tout ce qui peut mettre en défaut le jugement, pour concevoir combien l'usage d'exposer les malades était naturel. La douleur n'a qu'une manière de s'exprimer, c'est de crier au secours et d'implorer l'assistance de l'humanité. Si l'on y prend garde, il n'y a rien de changé à cet égard; car tandis que les médecins, à mesure qu'ils se succèdent, refont la médecine, chacun à sa manière ou à son gré; le peuple, de son côté, la recommence tous les jours, et de la même manière que dans l'origine des temps. La médecine recommence, en effet, toutes les fois que les malades demandent des conseils aux personnes qui les abordent, ou que les mêmes personnes en donnent gratuitement qu'on ne leur demande pas. La même chose avait lieu le long des chemins.

Comment se trouvait-il déjà des hommes qui connussent l'efficacité des plantes et de quelques remèdes? c'est demander pourquoi, parmi les animaux, les uns connaissent la vertu du chiendent, les autres le bon effet de la saignée, d'autres encore celui des injections dans le fondement. Si les brutes sont doués d'un instinct sûr qui les porte à rechercher et à trouver ce qui peut leur être utile, refusera-t-on à l'homme de la nature le même instinct? et n'a-t-il pas de plus que la brute la faculté de réfléchir et d'imiter?

Mais, sans chercher si la découverte des remèdes est due à l'instinct de l'homme sauvage ou à l'esprit d'imitation dont il est doué, il suffit de savoir que la médecine a existé de tout temps et chez tous les peuples. C'est *Celse* qui nous l'apprend : *Hæc quidem nusquàm non est; siquidem imperitissimæ gentes herbas, aliaque promta in auxilium vulnerum morborumque, noverunt.*

Il a existé de tout temps une médecine et une religion : toutes deux dérivent du sentiment. L'une est un besoin physique, l'autre un besoin moral.

Nous avons vu que les premières notions de l'astronomie passèrent des plaines de la Chaldée dans l'observatoire des Babyloniens : de même aussi les premières notions de la médecine, qui erraient le long des chemins et dans les carrefours, passèrent dans des temples. L'art de guérir devint l'objet d'un culte particulier. Le dieu de la médecine eut des autels, des ministres, et il rendit des oracles. Alors les connaissances et les traditions qui étaient répandues çà et là dans le monde furent recueillies et conservées avec soin, et l'expérience des hommes grossiers, mise en pratique par des hommes éclairés, tourna au profit de l'humanité. Bientôt la reconnaissance consacrant la guérison, les maladies et les remèdes, on suspendit aux murs des temples de nombreuses tablettes votives. Elles devinrent, ainsi que nous l'avons déjà dit, des recueils de faits pratiques, précieux en ce qu'ils préparaient de longue main les progrès de l'art.

La philosophie embrasse toutes les branches des connaissances humaines; elle les considère d'un point de vue élevé; elle étend leur vue; elle leur imprime une direction constante, et, par là, elle met de la suite dans les faits et dans les idées. A l'égard de la médecine, elle conçut un des plus grands et des plus utiles desseins qui puissent se présenter à l'esprit de l'homme, celui d'institutions au moyen desquelles, sans l'intervention de la contrainte qui rebute, tous les efforts des médecins devaient concourir unanimement à un même but. Elle les mit au grand œuvre de l'observation des maladies, à l'imitation de la nature, qui avait mis les pâtres au grand œuvre de l'observation des astres. Telle fut l'*institution des Asclepiades* dont il a été question, et sur laquelle il est inutile de revenir.

Ces institutions tendaient nécessairement à multiplier les observations sur les maladies; ce qui arriva. Elles s'accumulèrent à la longue en si grand nombre, qu'elles dûrent devenir pour la multitude un sujet de confusion; mais par cette raison là même elles fournirent à quelques esprits judicieux et méthodiques les moyens de faire des remarques générales, indispensables pour l'ordre. Ce fut ainsi, selon toute apparence, que s'établirent les premières distinctions des maladies, en maladies annuelles ou des saisons; en maladies des âges, des sexes, des tempéraments; en maladies des climats, de l'air, de l'eau et des lieux; en maladies continues, périodiques; en maladies aigües et chroniques.

Mais ces distinctions n'étaient que des cadres philosophiques. L'exposition et l'histoire des maladies de toutes espèces qui pouvaient les remplir était encore à faire. Ici, selon toute probabilité, le plus grand embarras dut se présenter, des difficultés naissaient de toutes parts.

Lorsque les hommes jetèrent pour la première fois un regard attentif sur l'état du ciel, ils virent tout et ne distinguèrent rien (1). Il appartenait au temps seul de les familiariser avec ce grand spectacle, de les amener à l'idée de s'arrêter aux corps lumineux les plus apparents, pour leur rapporter ceux qui l'étaient moins; et de former un certain nombre de groupes avec ceux de ces derniers qui se trouvaient les plus remarquables par leur rapprochement ou par leur disposition respective. Peu à peu, avec beaucoup de patience et de constance, on eut une idée fixe et juste de l'état du ciel, c'est-à-dire, des rapports de grandeur, de position et de mouvement, que les corps célestes ont entre eux.

Le petit monde est une énigme dont le sens n'est pas moins difficile à trouver. On peut supposer que l'embarras des premiers médecins, à l'aspect des maladies dont l'observation d'une longue suite de siècles présentait l'effrayant tableau, ne fut pas moins grand que ne l'avait été celui des premiers observateurs à la vue du ciel.

Comment put-on, en effet, se reconnaître

---

(1) Toute personne qui a contemplé le ciel dans une belle nuit, et qui fera un retour sur la sensation qu'elle a éprouvée, sentira la vérité de ce que nous avançons.

dans l'immensité d'une pareille confusion? A quel point dut-on s'arrêter? Cependant les médecins, formés par l'habitude de voir et de comparer les mêmes objets, devinrent plus maîtres d'en porter un jugement. Ils purent être frappés d'abord de la différence que présentaient les maladies en général; ils purent ensuite découvrir entre certaines maladies une analogie qui ne s'était pas montrée dans un premier temps. De tels jugements avançaient ou plutôt préparaient une grande époque de la science.

Dans l'impossibilité où l'on se trouvait de pouvoir tenir compte de toutes les maladies d'un même genre ou d'une même apparence, on dut reconnaître la nécessité de s'arrêter à des exemples principaux et les plus remarquables; et l'on choisit, dans le nombre des observations, celles qu'un caractère simple et fortement prononcé présentait comme autant de types primitifs et invariables des maladies. Ainsi, les grandes divisions d'une nosologie naturelle qui étaient dues à l'observat on philosophique furent remplies à la suite des temps par les tableaux particuliers qu'offrait l'histoire médicale de chaque genre de maladies. Ces genres étaient pour la médecine (que la comparaison nous soit permise), ce que les troupeaux d'étoiles étaient pour l'astronomie, c'est-à-dire des points fixes qui servaient de règles pour étendre les connaissances à d'autres maladies, ou pour rapporter celles qu'on pouvait observer, à des affections déjà connues.

Toutefois un pareil travail ne put être entrepris tant que la médecine fit partie de la philosophie, et au rapport de Celse, elle fut dans ce cas près de son origine, et pendant très-long-temps. *Primòque medendi scientia sapientiæ pars habebatur*, dit ce médecin. La philosophie considérait la médecine de trop haut pour voir tous les détails minutieux et sans nombre qui appartiennent aux maladies. D'un autre côté, ceux qui étaient tout occupés de ces mêmes détails se trouvaient placés trop bas pour s'élever jusqu'aux aperçus de la philosophie. Il devenait donc nécessaire que la médecine fût séparée de la philosophie, qu'elle formât une science à part, un art distinct. Il ne l'était pas moins surtout, que ceux par qui cette séparation devait être opérée fussent tout à la fois philosophes, médecins et hommes du peuple.

Or ce qui était désiré, ce qui était surtout nécessaire succéda fort heureusement. Un homme dont les écrits sont parvenus jusqu'à nous après avoir traversé plus de vingt siècles, un homme dont le temps semble avoir rajeuni la gloire et accru l'autorité, se trouva réunir en sa personne les qualités les plus opposées, et les moyens les plus convenables au changement qui était à opérer. Hippocrate parut. Compté dans les premiers rangs de ceux qui cultivaient l'étude de la sagesse ; placé en tête des médecins les plus célèbres ; confondu quelques instants parmi le vulgaire dont il ne dédaignait pas le témoignage et parfois les avis, le premier il sépara la médecine de l'étude de la sagesse. *Primus quidem ex omnibus memoriâ dignis ab studio sapientiæ disciplinam hanc separavit : vir et arte et facundiâ insignis.* Celse.

Avant cette séparation, les différentes parties de la médecine avaient acquis déjà un certain degré de perfection. Elles le devaient à une longue pratique et à l'expérience des siècles antérieurs. Mais, comme elles avaient été exercées par des hommes peu éclairés, elles marchaient encore à l'aventure, c'est-à-dire, sans d'autres guides que la tradition qui s'altère en passant de bouche en bouche, et la routine qui est aveugle. Hippocrate, en faisant de la médecine un art séparé, porta dans toutes ses parties le flambeau de la philosophie. Par son moyen il établit des principes, donna des préceptes et forma du tout un code complet, un véritable corps de science. Enfin, ce qu'avaient fait les sages pour la législation des peuples, et Zoroastre (1) pour la physique et l'astronomie; Hippocrate l'entreprit pour la médecine, en lui donnant une législation positive (2).

---

(1) *Qui primus dicitur artes magicas invenisse, et mundi principia siderumque motus diligentissimè spectasse.* (Just. lib. 1, cap. 1.)

(2) Voilà un fait très-intéressant et des plus authentiques qui jusqu'à présent a été peu remarqué par les médecins. Nous y reviendrons dans le chapitre suivant, que nous destinons à l'examen des Œuvres d'Hippocrate, dans le dessein de nous assurer jusqu'à quel point la philosophie, dont les mêmes œuvres portent l'empreinte, justifie les doutes que nous venons de proposer.

EXAMEN

DES

ŒUVRES D'HIPPOCRATE.

L'EXISTENCE d'Hippocrate a été pour quelques médecins un sujet de doute(1). Pour la plupart ses œuvres ont été un texte ou une énigme que chacun a cherché à commenter ou à expliquer selon ses vues. Depuis Galien, il n'est pas de fondateur de secte ou de théorie médicale qui n'ait employé Hippocrate comme autorité, ou ne l'ait interprété d'une manière conforme à ses principes. Ainsi une des plus parfaites copies de la nature a eu le sort et partagé l'honneur de son original.

L'on a beaucoup vanté Hippocrate; l'on a vanté avec beaucoup de raison sa sagacité, ses connaissances; mais ces louanges sont

(1) Voyez la thèse latine du docteur Boulet, médecin à Lille.

bien vagues et l'on pourrait dire bien banales. Il nous semble qu'il aurait fallu dire positivement quel genre de mérite particulier lui appartient ; quelle est la raison singulière qui le place au rang qu'il occupe dans son art ; quelle est la cause qui le distingue de tous les médecins qui sont venus après lui, et qui en a fait un homme à part et sans égal. C'eût été la seule manière de le louer dignement. Il aurait fallu faire voir aussi pourquoi ses ouvrages, qui ne sont pas exempts de défauts, se trouvent si supérieurs à d'autres auxquels on a de moindres reproches à faire : ou pourquoi ces mêmes ouvrages, avec des imperfections quelquefois choquantes, sont encore les plus parfaits et les plus considérables en leur genre. C'est ici le lieu d'en parler, ce que nous ferons avec quelque étendue.

Que l'on se figure un ouvrage qui, débarrassé des gloses, des commentaires, des annotations qui le surchargent, peut former au plus deux volumes in-octavo. Que l'on retranche ensuite de ce même ouvrage plusieurs livres qui traitent de l'anatomie, de la chirurgie, ou de sujets qui sont étrangers à la médecine interne, ou qui ne sont qu'accessoires à cet art, et l'on aura une idée juste des œuvres d'Hippocrate, sous le rapport de leur volume.

Si l'on veut, après cela, juger de leur mérite, il sera bon de savoir que ce chef-d'œuvre ne présente en apparence aucun plan, aucune liaison sensible entre ses parties; que tout s'y trouve pêle-mêle; qu'il a été mutilé ou altéré, peut-être même falsifié, soit par la faute ou la négligence des copistes, soit par l'ignorance ou autrement *; et pour achever de le peindre, qu'il présente des obscurités ou même des choses absurdes et tout-à-fait indignes de la philosophie.

Voilà sans doute un portrait peu flatteur de ce grand ouvrage; mais il peut être regardé comme rigoureusement exact, sous certains rapports, et si l'on voulait adopter le sentiment de certains médecins.

Il faut que dans cet ouvrage la vérité ait été gravée en traits bien indélébiles, pour que la dent du temps, les outrages de la barbarie et le mauvais génie, qui se sont constamment attachés à elle, n'aient pu l'effacer. Il faut qu'il renferme quelque chose de bien essentiel et de bien sublime pour que, malgré tant de défauts et d'imperfections, et dans l'état où il se trouve, il soit encore supérieur à tout ce qui a été écrit sur le même sujet et qu'aucun livre de médecine ne puisse souffrir de comparaison avec lui.

Qui donnera la raison de sa supériorité, et qui expliquera l'énigme dont il est le sujet? L'ouvrage lui-même.

Les écrits d'Hippocrate sont remarquables en ce qu'ils n'appartiennent pas moins à la philosophie qu'à la médecine. Ils sont aussi, de tous les ouvrages du même genre que l'on connaît, ceux qui contiennent le plus de vérités positives ou de faits constants, et le moins de choses inutiles; et les faits qu'ils contiennent sont d'un choix si judicieux et d'une expression si juste et si bréve, qu'on pourrait les comparer aux points culminants de l'astronomie. Ils renferment aussi, et nous avons déjà eu l'occasion de le faire voir, les vues les plus profondes et les aperçus les plus étendus; ils sont une source féconde, de laquelle sont sortis tous les ouvrages de médecine. L'on pourrait dire que c'est de cette source antique et sacrée qu'ils ont tiré tout ce qu'ils renferment de bon, ou tout au moins d'essentiel. Enfin, leur importance est si grande que plus on y réfléchit, plus il devient impossible d'imaginer ce que la médecine serait devenue par la suite, et dans quel état elle serait de nos jours, si ces mêmes écrits eussent été anéantis à la mort de leur auteur, ou s'il n'eût jamais existé.

On admire les pyramides d'Egypte; les ouvrages d'Hippocrate sont un monument qui n'est ni moins étonnant, ni moins durable. Nous avons fait voir les bases sur lesquelles ils reposent. Ces bases étant prises dans l'observation de la nature humaine, elles peuvent rendre raison de l'éternelle vérité des faits qu'ils renferment. Tant que le ciel présentera le même aspect, les observations astronomiques seront vraies; de même, tant que la race humaine existera, les observations d'Hippocrate seront des vérités constantes, parce que les unes et les autres présentent ce qu'il y a d'immuable dans le monde et dans l'homme qui en est l'abrégé.

Si ces remarques sont justes, il semblerait que les médecins, qui ont commenté ou cherché à pénétrer le sens de la doctrine d'Hippocrate, aient commencé précisément par où il fallait finir. En effet, si la médecine, dans l'antiquité, était dans la dépendance de la philosophie, et si l'on suppose Hippocrate plus profond philosophe encore qu'il n'était grand médecin, on conçoit que, pour avoir le secret de sa médecine, il fallait commencer d'abord par étudier sa philosophie. Alors, probablement, les questions élevées par Bordeu, sur les épidémies, et par quelques autres médecins, sur d'autres parties des ouvrages du vieillard, eussent été facilement et complétement éclaircies, lorsqu'elles sont restées sans réponse.

Il appartient à la philosophie de reconnaître les justes bornes de l'esprit humain, et de savoir que, s'il peut embrasser un très-grand nombre de connaissances, il lui est impossible d'entrer dans les détails immenses de chacune d'elles. De cette impossibilité de savoir tout, dérive le besoin de faire un choix et de s'arrêter à ce qu'il y a d'essentiel dans chaque partie. Les sujets sur lesquels tombe ce choix deviennent alors des principes ou des points de repère placés çà et là, pour orienter et diriger ceux qui se livrent à l'étude approfondie de chaque genre de connaissances.

Il appartient encore à la philosophie, en ce qui concerne l'étude de la nature, de discerner es choses qui appartiennent à chaque temps, d'avec celles qui sont de tous les temps, et de s'arrêter seulement à ces dernières. C'est par ce moyen qu'en médecine comme en astronomie, on peut faire des tableaux abrégés, mais vrais et durables, comme les modèles sur lesquels ils sont calqués, et dont ils sont la peinture savante.

Les choses, qui appartiennent à chaque temps, sont de circonstance, d'exception, par conséquent transitoires. Elles forment autant de tableaux mouvants particuliers, qui sont d'autant moins reconnaissables pour l'avenir, qu'ils sont plus fidèles et plus rigoureusement exacts dans leurs temps.

Il est encore en médecine des choses qui veulent être décrites avec la plus scrupuleuse exactitude ; d'autres qui ne peuvent être qu'indiquées ; d'autres enfin à l'égard desquelles il suffit d'éveiller le soupçon.

Telle paraît être la philosophie dont les ouvrages d'Hippocrate portent l'empreinte. En composant l'immortel tableau des maux physiques auxquels notre race est en proie, ce grand peintre ne conçut pas l'idée de tout rendre, mais celle de tout embrasser. Sachant se placer à propos et à une distance convenable, il dessina seulement les traits principaux qui caractérisent les maladies en général ; ceux qui tiennent de plus près à la nature humaine ; ceux enfin que le temps ne peut effacer. Il jugea bon de ne pas exprimer une foule de petits détails dont la physionomie change continuellement, estimant sans doute que leur histoire, qui appartient à chaque temps, serait superflue pour les vrais médecins, et inutile à ceux qui n'en portent que le nom.

Les vérités annoncées par le père de la médecine, ainsi que ses aperçus généraux, peuvent être comparés à des fanaux placés de distance en distance, pour signaler, dans les ténèbres de la médecine, les écueils que l'on a à redouter, et les différents ports où l'on peut aborder. Négligea-t-il de multiplier ces fanaux par la crainte que leur nombre ne troublât la vue et n'égarât le jugement? Cette réflexion pourrait être hasardée, car depuis lui ces fanaux ont été multipliés à l'infini, surtout dans ces derniers temps; et l'on ne voit pas que la médecine en soit plus avancée, ni même qu'elle soit moins obscure dans nombre de cas, que les sciences accessoires semblaient devoir éclaircir.

Hippocrate n'a point tenu compte de tout ce qu'il avait observé; mais on peut croire qu'il avait observé avec attention, ou qu'il pouvait donner comme certain tout ce dont il a jugé à propos de tenir compte. Bien différent de ces médecins qui racontent sans discrétion tout ce qu'ils ont observé, et même ce qu'ils n'ont jamais vu, Hippocrate ne dit que ce qui convient; il s'arrête où il faut. Il existe par exemple sur la phthisie pulmonaire un grand nombre de traités plus ou moins volumineux. Hippocrate trace sa marche dans ces deux courtes sentences :

Après le crachement de sang vient le crachement de pus (1);

Au crachement de pus succède la phthisie et le dévoiement : quand les crachats s'arrêtent, les sujets meurent (2).

Ces deux aphorismes sont gravés dans la mémoire de tous les médecins. Les nombreux volumes ne sont pas lus. Nous ne sommes pas étonnés qu'Hippocrate n'ait pas fait un traité *ex-professo* de la maladie dont il s'agit, mais nous admirons qu'il ait divisé cette maladie dans ses trois temps, et qu'il ait eu la sage discrétion de s'y arrêter.

Autant on en peut dire de l'apoplexie.

---

(1) *Ex sanguinis sputo, puris sputum.*
Sect. 7, Aph. 15.

(2) *Ex puris sputo tabes et fluor, ubi verò sputum sistitur, moriuntur.* Aph. 16.

Il est impossible de guérir une forte apoplexie, et difficile d'en guérir une faible (1).

Le temps n'a rien changé à cet aphorisme foudroyant comme la maladie. Il est une sentence de mort et de quelque chose de pire.

Ces aphorismes et tous ceux du même genre sont admirables comme partie de la législation médicale (*).

La concision d'Hippocrate n'est pas moins remarquable dans la description qu'il fait des épidémies. Cette concision est assez connue des médecins, pour qu'il soit inutile d'en citer des exemples. D'ailleurs des citations de ce genre nous entraîneraient trop loin. Nous pourrons revenir par la suite sur les histoires des maladies contenues dans les 1er et 3e livres des épidémies; en ce moment, il nous suffira de rapporter quelques réflexions de Bordeu au sujet de ces mêmes histoires. Elles appartiennent à notre discussion.

« L'école de Cos, dit le médecin de Montpellier, se plut un moment à la description, l'exposition et la peinture historique de quelques maladies aigües. Ces antiques monuments

---

(1) *Validam quidem apoplexiam curare est impossibile, debilem verò non facile.*

Sect. 2, Aph. 42.

ont été respectés et admirés ; mais peu de médecins ont essayé de pénétrer le plan et les véritables vues de l'auteur immortel de ces chef-d'œuvres. Plusieurs s'en sont mocqués ou les ont dédaignés. Le commun des praticiens s'est contenté de rester dans une sorte de vénération muette et religieuse au sujet d'Hippocrate. Il y en a aujourd'hui qui en parlent sans avoir décidé en quoi consiste la médecine *hippocratique*, ni quel est son esprit et son caractère essentiel.

» A quoi servent donc ces beaux tableaux des épidémies ? Quel fut le but de celui qui en forma le projet? En quoi mérite-t-il d'être imité ? Jusqu'à quel point est-il permis de s'en rapporter à lui ? Que prétendait-il prouver, que voulait-il apprendre à ses contemporains et à ses successeurs ? Est-il possible de pénétrer le fond de son système ? »

Nous pouvons nous tromper : mais d'après les remarques que nous avons faites sur la lenteur des progrès de la médecine, et vu le laps de temps qui s'est écoulé depuis Hippocrate, il nous semble que Bordeu rapproche trop de nous le père de la médecine, qu'il lui prête trop de nos conceptions, et surtout de nos petites prétentions, et qu'il en fait un médecin des temps modernes, et de quelque cercle médical. Ce grand homme avait un but sans doute en faisant le tableau des épidémies; il voulait instruire ses contemporains et ses successeurs. Mais ce but n'était pas probablement celui auquel on vise ordinairement de notre temps. Son instruction n'avait rien de semblable à la nôtre. Nous continuons une science déjà très-avancée, Hippocrate la commençait. Nous cherchons à classer nos connaissances dans le meilleur ordre possible. Et lui, il tirait celles qu'on avait acquises du chaos où elles étaient encore. Nous essayons de pénétrer le fond des choses; de son temps, on ne s'était encore attaché qu'à leur superficie. Le bien possible suffisait et arrêtait la pensée, l'idée d'un mieux imaginaire ne tourmentait pas encore les hommes. Voilà, peut-être, ce qu'on pourrait répondre aux questions de Bordeu.

Mais une des raisons qui s'est le plus constamment opposée à ce que l'on pût comprendre Hippocrate, vient, comme nous l'avons déja dit, de ce que ce grand homme était plus philosophe encore qu'il n'était médecin, lorsque depuis lui les hommes qui ont exercé sa profession ont été plus médecins que philosophes, ou ne l'ont point été du tout. Bacon en a déjà fait la remarque. On sait qu'il composa son traité sur la vie et la mort à dessein d'engager les modernes à s'élever au-dessus de la routine et des détails de la pratique : *medici toti non sint in curarum sordibus.*

Pour comprendre Hippocrate, il faut toujours remonter à quelques principes ou à quelques vues qu'il devait à la philosophie, et chèrcher les rapports qui peuvent exister entre les différentes parties de ses ouvrages. Nous ferons en passant cette remarque, qu'il y avait plus d'unité et d'ensemble dans la science des anciens, et dans celle des modernes plus d'ordre et d'incohérence. C'est en suivant la méthode que nous indiquons qu'un médecin distingué, le docteur Cope (1), est parvenu à faire voir la liaison qui existe entre des exemples particuculiers pris dans les maladies des 1er et 3e livres des épidémies d'Hippocrate, et des vues générales insérées dans la collection des aphorismes et des pronostics du même auteur. A propos du 10e malade du premier livre des épidémies, M. le docteur Cope cite un des aphorismes sur l'énéorème rougeâtre (*) qui

(1) Dict. des Sciences Médic., art. Fievre. Pinel, pag. 222-23.

paraît au quatrième jour des fièvres qui se jugent au septième : il en est de même de cet autre aphorisme : les abcès qui se forment dans les premières crises qui ne jugent pas cependant les fièvres, indiquent qu'elles seront de longue durée. Le plus grand nombre des aphorismes et des pronostics sur les maladies se trouvent ainsi ralliés avec les histoires particulières qui ont concouru à les former.

Nous nous arrêtons ici un moment pour exprimer notre étonnement. N'est-ce pas en effet une chose inconcevable, que parmi tous les médecins qui se sont succédé depuis Galien, lui compris, jusqu'à nous, et qui ont médité plus ou moins les ouvrages d'Hippocrate, il ne s'en soit pas trouvé un qui ait soupçonné la liaison des épidémies avec les aphorismes et les pronostics, et que cette découverte ait été réservée à un médecin du 18e siècle. Combien a-t-il fallu de temps pour retrouver cette vérité, et revenir au point dont Hippocrate était parti ! Mais l'étonnement cesse quand on se rappelle que le 18e siècle duquel nous sommes déjà bien loin, a été, grâce à quelques hommes, celui de la véritable philosophie. La découverte du docteur Cope ne donne pas seulement la clef de la doctrine d'Hippocrate; elle confirme tout ce que nous avons hasardé à son sujet. Elle range surtout parmi les vérités démontrées cette étrange assertion que, du temps de Galien, l'esprit du fondateur de la médecine et sa philosophie étaient tombés dans l'oubli, ou peut-être qu'on croyait avoir trouvé quelque chose de mieux.

Les écrits d'Hippocrate ne se distinguent pas moins par la forme que par l'excellence du fond. Revenons sur son admirable concision. Que de sens il renferme dans peu de paroles ! Avec quel art il dévoile et présente les mystères de la nature humaine! Labruyère a dit · les maximes sont comme des lois dans la morale: à la manière des oracles, ajoute-t-il, elles doivent être courtes et concises. On peut dire, avec juste raison, que les aphorismes du vieillard de Cos sont comme des lois dans la médecine, et qu'ils ont aussi la brièveté et la concision des oracles avec lesquels ils ont plus de rapports, et dont ils tirent peut-être leur origine.

Des médecins et des philosophes ont tenté d'imiter sa manière et son style sans pouvoir y réussir. Les uns ne l'ont point atteint, et d'autres ont été obligés d'y renoncer. Créateur en ce genre, il n'a été surpassé par personne.

Démocrite, contemporain du père de la médecine avait tellement en estime sa manière de s'exprimer, qu'il s'efforça de composer un livre de sentences choisies. Mais, au rapport d'Oribase, le philosophe d'Abder rebuté par la difficulté fut forcé d'abandonner son entreprise.

Parmi les médecins, quelques-uns ont fait de semblables tentatives et avec plus de succès. Bordeu qui a souvent marché sur les traces d'Hippocrate, a cherché également à l'imiter jusque dans son style. Cette imitation est très-remarquable dans son ouvrage sur les maladies chroniques. Les observations dont cet ouvrage est rempli sont en général très-courtes, et les propositions qui sont en tête de chaque livre ont un caractère aphoristique.

S'arrêter à des faits principaux et les exposer briévement, c'est le moyen de renfermer beaucoup de choses en peu de mots. C'est le moyen d'être abondant dans ses productions. Telle est aussi la manière dont Hippocrate a pris soin d'exprimer sa pensée, et de rendre compte des faits qu'il voulait transmettre aux autres. Voilà sans doute la raison pour laquelle ses écrits, malgré leurs défauts, sont si pleins et si précieux. Sa manière d'écrire explique sa fécondité.

Nous avons vu qu'à l'époque où ce grand homme parut, les observations de médecine se trouvaient être très-nombreuses: les rapporter toutes eût été confusion; c'eût été rester dans le chaos dont il fallait sortir. Il devint donc indispensable, ainsi que nous l'avons déjà dit, de faire un choix parmi les faits, et de les dégager de tout ce qui n'était pas strictement nécessaire. Il fallait resserrer ce qui était trop étendu. Il fallait en outre que chaque expression rappelât à la mémoire un grand nombre de faits, et cependant qu'elle n'en présentât qu'un seul à la pensée.

D'après ces considérations, on pourrait regarder la concision qui appartient à Hippocrate, comme une manière de s'exprimer commandée par la nature de son sujet. Mais on peut lui assigner d'autres causes particulières. Indépendamment de la philosophie qui porte un jugement éclairé sur chaque chose, et qui, relativement au but qu'on se propose, règle leur choix et jusqu'à leur expression, tout porte à croire qu'il eut recours à cet art qui consiste à emprunter aux autres sciences ce dont on a besoin. Jamais homme n'a fait des emprunts en tout genre, avec un discernement plus exquis et avec plus d'avantage. Nous avons eu l'occasion de le faire voir lorsqu'il s'est agi de la circulation. Le cas tout particulier qu'il faisait de l'arithmétique et de la géométrie, sciences auxquelles il n'était pas étranger (*), permet de croire, qu'en cette occasion il prit pour règle la méthode des géomètres. Les sciences exactes étendent l'esprit et le fortifient; elles le rendent plus apte à l'étude des choses abstraites et compliquées; elles l'accoutument à mettre de la liaison et de la suite dans le raisonnement, du laconisme et de la précision dans l'expression. Mais quel que soit le fondement de cette croyance, les aphorismes d'Hippocrate sont des faits réduits à leur plus simple exposition, et sous ce rapport, des propositions toutes semblables à celles de la géométrie. Les écrits du docteur Pinel se font remarquer en général par leur philosophie et par leur précision; et ses observations, par leur forme, paraissent souvent calquées sur celles d'Hippocrate. Le docteur Pinel n'est pas moins bon géomètre (*) que médecin célèbre.

Peut-être aussi, les observations rapportées dans les *ex-voto*, dont il a été déjà parlé, offraient-elles un modèle qu'Hippocrate jugea bon de suivre. Elles présentaient un exemple de briéveté inventé par l'intérêt. Si les ministres d'Esculape eussent laissé aux personnes qui avaient obtenu leur guérison le soin de raconter elles-mêmes l'histoire de leurs maladies; ces personnes n'eussent pas manqué, comme cela arrive toujours, de le faire longuement. En peu de temps, les témoignages de la reconnaissance publique eussent couvert les murs du temple, et les derniers venus n'auraient pas trouvé de place. Cependant, chacun voulait consacrer sa reconnaissance, et de leur côté, les ministres de la santé avaient le plus grand intérêt à ce que ces sortes de consécrations fussent le plus nombreuses possible. Elles accréditaient le temple, et multipliaient les offrandes. Il fallait accorder ces deux points. On fut court, et tout fut concilié.

Souvent la philosophie s'est emparée des découvertes de l'intérêt particulier pour les faire servir à une destination plus noble : ç'aurait été le cas d'Hippocrate. Tout conspirait donc à la création ou tout au moins à l'adoption du genre aphoristique. On a reproché à ce genre de présenter de l'obscurité. Mais ce reproche est-il fondé? En parlant du traité du régime qui passe pour être obscur et énigmatique, nou avons fait voir qu'il pouvait y avoir de l'ignorance de la part de ceux qui en ont jugé ainsi. La science doit être cachée pour ceux qui n'y sont point initiés. Mais pour cela, est-elle obscure? C'est avoir assez parlé du mérite des œuvres, parlons du mérite de l'homme.

Il y a deux sortes de choses qui presque toujours nous échappent ; les unes, parce qu'elles sont trop grandes ou trop éloignées ; les autres, parce qu'elles sont trop petites ou trop sous les yeux. A leur égard, les anciens ont été ou plus heureux, ou plus clairvoyants que nous. Ils n'ont rien négligé, rien ne leur est échappé. On dirait qu'ils se sont étudiés à ne laisser rien d'intact. Les plus petites choses comme les plus grandes, les plus abjectes comme les plus nobles, tiennent leur place dans la science. Pour ne parler que de la médecine, Hippocrate va chercher ses comparaisons dans le ciel. Il fait le tableau général des maladies, il peint ce qu'elles ont de plus saillant; mais il ne néglige pas d'exprimer les derniers traits de la nature défaillante. L'action de chasser les mouches, l'altération de la face et des traits, d'autres indices des maladies et de la mort, moins connus des médecins que des gardes-malades et des infirmiers, entrent dans la composition de son ouvrage, et complètent la scène de douleur et de misères qui terminent l'existence de l'homme. De pareils traits n'entreriaent pas certainement aujourd'hui dans des ouvrages de médecine, ils ne seraient pas jugés assez scientifiques pour y figurer, et l'on n'en parlerait pas s'ils n'étaient consignés dans le grand ouvrage. Voila en quoi Hippocrate est admirable; il est présent à tout par la pensée.

Les lois d'après la définition de Montesquieu étant les rapports nécessaires qui dérivent de la nature des choses, du moment que les hommes ont commencé d'exister, il s'est établi nécessairement des rapports entre eux; il y a eu des lois avant qu'on eût songé à les réunir et à les coordonner pour en faire une législation fixe et régulière. De même, les hommes ayant été sujets de tout temps à des infirmités, et portés par sentiment et par instinct à s'en délivrer, il a dû exister une médecine très-antérieure au temps où il fut possible de la réduire en principes. Nous avons parlé de son origine, de ses progrès, de son état avant Hippocrate. Ce grand homme n'a point été l'inventeur de la médecine; mais comme il est le premier qui l'ait séparée de la philosophie et tirée du sentier de la routine, et qui lui ait donné des principes et une législation particulière, c'est à ce titre qu'il a pû être justement appelé le père de la médecine. C'est donc dans l'idée de cette législation particulière, qu'il a conçue et exécutée, que consiste son mérite principal et que se trouvent fondés ce respect et cette autorité qu'il a conservés depuis tant de siècles.

—

COUP-D'OEIL

SUR

L'ÉTAT DE LA MÉDECINE

ET DE LA PHILOSOPHIE

APRÈS HIPPOCRATE.

APPARITION DE GALLIEN.

L'apparition de Gallien est une des plus célèbres époques de la médecine; elle l'est moins cependant que celle d'Hippocrate. Celui qui donne l'exemple se trouve placé avant celui qui ne fait que le suivre. Toutefois cette seconde époque est très-importante à connaître à raison de l'influence prodigieuse qu'elle devait avoir sur la médecine des siècles à venir. Hippocrate représente des temps antérieurs à lui, et qui sont perdus pour nous; Gallien, dans ses ouvrages, contient ou semble contenir le germe de tout ce qui a été dit ou pratiqué depuis lui. Aujourd'hui même des médecins qui passent pour être très-hippocratiques ne font peut-être que suivre une des routes ouvertes par le médecin de Pergame.

Ce médecin étant venu six cents ans après Hippocrate, il convient de jeter un coup-d'œil sur l'état de la médecine et de la philosophie pendant cet intervalle de temps, afin de pouvoir suivre l'enchaînement des causes particulières qui ont fait dévier les médecins de la route antique, et préparé la différence qui se trouve entre la médecine de la première époque et celle de la seconde. Comparons d'abord la philosophie de ces temps à celle des temps antérieurs.

Nous avons vu ailleurs que l'homme, sortant des mains de la nature, n'avait à sa disposition que l'usage de ses sens. Ses connaissances consistaient alors presque uniquement dans la perception et l'observation répétées des objets qui s'offraient à lui. Là se bornait tout son savoir. Comme il n'y a pour ceux qui sont exempts de préjugés qu'une manière de voir et de juger le même objet, il n'y eut aussi qu'une philosophie; il n'y eut également qu'une médecine, dont il paraît qu'on s'écarta peu jusqu'au temps d'Hippocrate, c'est-à-dire jusqu'aux beaux siècles de la Grèce.

Cependant l'intelligence humaine se développait, elle s'éclairait de plus en plus. Des lumières acquises sortit une nouvelle philosophie plus subtile que la première, celle de l'esprit. Elle n'eut pas la gloire des premières découvertes et des premières inventions; mais, appliquée à toutes, celles-ci lui durent leur perfectionnement. Ce fut par son secours que les premiers sages fondèrent le culte des dieux, donnèrent des lois aux hommes, leur enseignèrent la morale, et réunirent en corps de science les connaissances éparses que l'observation avait recueillies. Cette philosophie est sublime; mais, par un malheur attaché soit à son essence, soit à la fragilité de la nature humaine, elle est toute voisine de l'abus, et l'on ne tarda pas à abuser. Elle peut égarer: bientôt l'on tomba dans les plus déplorables écarts de la raison.

En suivant ses progrès, on voit que l'éclat pur dont elle a brillé un moment préparait de longs temps d'impertinences et de ridicules. Aux graves personnages des Thalès, des Pythagore, des Platon, des Aristote, et de quelques autres encore, qui, éclairés par un rayon de la sagesse divine, s'élevèrent à toute la sublimité des connaissances humaines, succédèrent en foule des hommes qui remplirent le monde de maximes détestables et de subtilités, et donnèrent l'exemple d'actions honteuses, et même criminelles. Ici c'est un Diogène chassé de son pays pour crime de fausse monnaie, passant sa vie à aboyer et à mordre du fond de son tonneau, comme le donne à entendre le nom de sa secte, et dont l'arrogance orgueilleuse, couverte d'un manteau troué, se distinguait en affectant l'effronterie et l'impudence. *Solebat omnia palam facere*, dit Diogène de Laërce. Là, c'est un Pyrrhon qui soutenait que nos actions ne sont bonnes ou mauvaises que selon les lois et les coutumes, et qui, d'après la maxime favorite d'Archélaüs, son maître, qu'il n'y avait rien de certain, trouvait partout des raisons d'affirmer et de nier. Ailleurs, c'est un Euclyde qui subtilise sur la logique; un Stilpon, un Eubulide, tous deux inventeurs du sophisme; un Prodicus, sophiste de profession, dont le travers d'esprit entraîna le déréglement des mœurs, et qui fut mis à mort par les Athéniens comme corrupteur de la jeunesse. Des sectes ioniques, italiques, platoniciennes, péripatéticiennes, mais surtout de ces dernières, éclorent un grand nombre d'autres moins célèbres, qui agitèrent les esprits de la Grèce, jusqu'au temps où toutes ces sectes, réduites au nombre de huit, émigrèrent de leur sol natal pour se réfugier à Alexandrie. Voilà les effets de cette philosophie, à laquelle on peut rapporter en partie la splendeur, la décadence et la ruine de la Grèce.

Par suite des changements opérés dans la philosophie des premiers âges, l'étude de la nature prit une autre direction. De la connaissance des effets on passa à la recherche des causes.

L'origine du monde, sa durée, sa composition, devinrent l'objet des méditations et des spéculations des philosophes. Pythagore reconnaît un dieu suprême et deux principes différents. Anaxagoras admet un principe pur, une intelligence souveraine, distinguée de la matière éternelle et antérieure à la formation du monde. Xénophanes reconnaît un seul être immuable, éternel, vrai dieu; il reconnaît aussi l'infinité de la nature et l'éternité de la matière. Parmémides reconnaît également l'éternite et l'immobilité de l'univers, et l'éternité de la matière. Hésiode d'Ascrée, et après lui Phérécide, regardent la terre comme le principe de toutes choses. Thalès veut que ce soit l'eau, et Anaximène de Lampsaque que ce soit l'air. Hippase de Métapon et Héraclite d'Ephèse soutiennent que c'est le feu. Diogène d'Apollonie annonce que l'air est imprégné d'une vertu divine. Anaximandre assigne à chaque chose un principe particulier. Archélaüs dit que la formation de toutes choses dépend de petes parties dissemblables réunies par une intelligence Leucippe avance que les atomes et le vide sont le principe de toutes choses. Empédocles expose la doctrine des quatre éléments dans un poème où l'eau, l'air, la terre et le feu se livrent des combats continuels, et concourent, par leur discorde, à former tous les corps, dont, par conséquent, les principes étaient la sympathie et l'antipathie, la discorde et l'amitié.

Parmi les philosophes dont nous venons de rapporter les opinions, quelques uns ont cru que la chaleur et l'humidité étaient le principe de toute génération, et que l'eau, l'air, la terre et le feu étaient sortis de ces deux principes.

Dans le poème *De rerum natura*, qui peut être regardé comme une exposition de la doctrine d'Épicure et de la physique du temps, Lucrèce considère la forme particulière des molécules de chaque corps comme une condition principale de la manière d'être de ces mêmes corps : il admet, en conséquence, deux sortes d'atomes, les uns anguleux ou faits en forme d'hameçon, qui entrent dans la composition des corps durs ; les autres lisses et globuleux, dont sont formées les substances fluides.

Tels étaient les principes des philosophes sur la composition du monde ; ils étaient aussi ceux des médecins en ce qui concerne les animaux, comme il paraît par un passage du traité du régime d'Hippocrate, où il est dit que l'homme et les animaux sont composés de feu et d'eau: *Animantia aliaque omnia et ipse homo ex duobus constant facultate diversis*, *usu vero consentientibus*, *igne scilicet et aqua.*

Cependant l'homme et les animaux présentèrent un autre sujet d'étude important : jusque alors l'attention des médecins s'était portée tout entière vers l'observation des maladies et des phénomènes de la vie ; elle se tourna du côté de l'anatomie. Peut-être le vide de la philosophie naturelle engagea-t-il quelques hommes d'un esprit difficile à abandonner une étude qui ne satisfaisait pas la raison. L'anatomie leur offrait des connaissances positives; des recherches sur cette partie faisaient suite aux premiers essais tentés dans l'intérieur des temples et sur l'autel des sacrifices ; elles mettaient sur la voie d'une science nouvelle, celle de l'organisme animal.

Parmi ceux qui s'en occupèrent avec plus ou moins de succès on trouve Démocrite, Aristote, Erasistrate, Hérophile et plusieurs autres. Alcméon de Crotone fut le premier qui s'adonna à la dissection des animaux.

Les progrès de l'anatomie firent concevoir une idée nouvelle. L'anatomie est le fondement de l'art de la chirurgie; on s'imagina qu'elle devait l'être aussi de la médecine interne. D'après cette idée, plus séduisante que vraie, ou qui n'est vraie que sous condition, la médecine put devenir, pour ceux qui embrassèrent cette idée, une science mixte, composée des résultats de l'observation : c'était l'héritage des anciens, légué par Hippocrate, et des hypotèses et des explications que fournissaient les connaissances anatomiques. Mais dans les mêmes temps, par la raison que des médecins s'adonnèrent à l'étude de l'anatomie, d'autres continuèrent de cultiver la physique, qui, de son côté, faisait des progrès. Pour ces derniers la médecine put être une science également mixte, mais différente de la première, c'est-à-dire un composé de l'héritage légué par Hippocrate : c'était un bien commun, et des hypothèses et des explications physiques.

Ainsi la médecine, qui était une dans le principe, se trouva divisée en deux sectes principales et nouvelles, l'une anatomique et l'autre physique, qui, pour le faire remarquer en passant, ont constamment alterné depuis ce temps jusqu'à nos jours, où la médecine est tout anatomique.

Mais ces deux sectes ne furent pas les seules qui fleurirent par la suite. Elles se divisèrent d'abord, comme il arrive presque toujours; puis ensuite il s'en éleva d'autres, qui s'allièrent à l'une de ces deux sectes principales, ou à toutes deux à la fois, et d'autres encore qui se distinguèrent par des vues particulières; et même par des extravagances. *Alia est Hippocratis secta, alia Asclepiadis, alia Themi-*

sonis. (Senecæ epist. 95.) Enfin, comme il est dans la destinée des choses humaines de se corrompre avec le temps, la soif de l'or, qui éteint dans les âmes tout sentiment de véritable grandeur, remplaçant l'amour de l'art, dont le principe est dans la bienfaisance, la médecine, au rapport de Pline, devint un honteux charlatanisme et un horrible brigandage.

L'attrait des connaissances anatomiques, dont les progrès dévoilaient de nouveaux mystères, les explications auxquelles ces connaissances se prêtèrent, le vaste champ qu'elles offraient à l'imagination et à la subtilité du raisonnement, le goût des systèmes et des inanités métaphysiques, nés de l'abus de la philosophie, firent négliger l'observation, et tomber peu à peu dans le discrédit la doctrine d'Hippocrate. On se crut bien autrement savant que le vieillard de Cos, à l'égard duquel on alla jusqu'à employer l'ironie. On connaît le mot d'Asclépiade; mais nous le retrouverons sur notre route. Telles furent les raisons de l'oubli dans lequel se trouvait la doctrine d'Hippocrate du temps de Gallien, qui chercha à la faire revivre.

Pour compléter ce que nous avons à dire sur

les changements survenus dans la médecine pendant la période de temps qui se trouve comprise entre Hippocrate et Gallien, il nous reste à parler des hommes célèbres qui eurent le plus de part à ces changements; ce qui nous fournira l'occasion de dire deux mots de quelques philosophes contemporains qui n'y furent pas étrangers par le genre de connaissances auquel ils s'adonnèrent. Pour ceux qui sont d'une origine plus ancienne, comme ils appartiennent plus à la mythologie qu'à la médecine, nous n'en parlerons que pour ne pas laisser tronqué et sans chef le sujet de notre narration.

Il nous importe aussi peu de savoir si l'on doit la médecine à Mercure, à Mélampe, à Orphée ou à Apollon, que de répéter, sur la foi des auteurs anciens, dont les écrits se contredisent, qu'Apis, d'origine égyptienne, enseigna le premier la médecine aux Grecs; qu'il prit soin de l'enfance d'Esculape, fils d'Apollon et de la nymphe Coronis (d'autres lui donnent pour mère Arsinoé); qu'Apis en mourant confia l'éducation d'Esculape au centaure Chiron, qui lui apprit à connaître la vertu des plantes et à guérir la fièvre et les plaies; qu'Esculape, avançant en âge et en science, fut le premier qui commença de purger, et d'arracher les dents; qu'il fut frappé de la foudre pour avoir rappelé Tindare à la vie par ses soins, et divinisé; qu'il eut deux fils, Podalyre et Machaon, qui suivirent Agamemnon au siége de Troie, et deux filles, Hygie et Jaso, dont une signifie la santé et l'autre la guérison.

Cependant il nous est impossible de ne pas admirer la délicatesse du voile dont les premiers sages ont su couvrir les plus importantes règles de la vie : Esculape, représenté sous la forme d'un vieillard appuyé sur un bâton entouré d'un serpent, pour exprimer que la médecine ne peut être le soutien de la vie qu'autant que son exercice est confié à l'expérience et à la prudence consommées; le coq, le corbeau, la chèvre, consacrés au même dieu, pour désigner la vigilance du médecin, la science de prédire les événements dans les maladies, la fièvre qu'il a à combattre, sont des allégories aussi belles qu'ingénieuses, et qu'il n'est point inutile de rappeler aux médecins, et même aux gens du monde.

L'histoire des Chiron, des Esculape, celle des Podalire et des Machaon, pourront encore déceler d'autres traits de ce génie simple de l'antiquité, habile à saisir et à imiter la nature. Nous avons dit ailleurs que les inventions de l'homme sont nées de ses besoins : rigides observateurs de cette première vérité, les anciens n'ont point attribué l'invention de la chirurgie à un personnage sédentaire et de mœurs douces. Pour lui elle aurait été repoussante et rarement utile. Ils en ont fait honneur au centaure Chiron, pour qui elle était souvent nécessaire, se trouvant continuellement exposé à nombre d'accidents, tels que les chutes, les morsures des bêtes sauvages, et les blessures qu'il pouvait se faire avec ses propres armes. Xénophon rapporte que Chiron, Machaon, Podalire, ainsi qu'Esculape, furent passionnés pour la chasse. Ajoutons que la vie aguerrie du chasseur, qui dispose à l'insensibilité et même à la cruauté, est très d'accord avec le sang-froid et la fermeté nécessaires pour l'emploi du fer et du feu dans les opérations de la chirurgie.

Le genre de mort d'Esculape, son apothéose, semblent couvrir un fait dont on aurait voulu dérober la connaissance au peuple, et contenir un avertissement terrible. Il était dangereux de divulguer les mystères, de blesser l'intérêt des prêtres, ou d'exciter leur jalousie : la mort et l'apothéose pouvaient être la suite d'une imprudence. Esculape est frappé de la foudre pour avoir rappelé Tindare à la vie; des exemples semblables sont donnés par tous les peuples dans leur enfance. Aaron, après sa querelle avec Moïse, déplaît à Dieu, et meurt; Moïse à son tour déplaît à Dieu, et meurt : tous les deux reçoivent une sorte d'apothéose. Elie est enlevé aux cieux dans un char de feu. Romulus disparaît dans un orage qui survient tout à coup : il est mis au rang des dieux par les sénateurs.

Ce que le divin Homère raconte touchant Podalire et Machaon nous apprend qu'alors la médecine et la chirurgie étaient deux arts séparés. Selon le même auteur, les enfants d'Esculape donnèrent des secours aux Grecs blessés dans les combats, employant, selon le besoin, le fer et les médicaments, sans se mêler du traitement des maladies internes, et encore moins des moyens d'arrêter les ravages de la contagion qui désolait l'armée. Le souvenir de la mort tragique d'Esculape leur père les rendait réservés. Les prêtres étaient en possession de la médecine, et cette possession exclusive était ombrageuse et jalouse. Ce fut à Calchas, grand-prêtre de Jupiter, que s'adressèrent les chefs de l'armée, dans l'extrémité où ils se trouvaient réduits par la peste. On connaît la réponse de Calchas.

Cette séparation de la médecine d'avec la chirurgie, constatée par Homère, est un fait très remarquable : il touche encore à la barbarie, se lie intimement aux premiers essais de la civilisation, et intéresse trop vivement l'amour-propre des deux professions, pour qu'il ne nous soit pas permis d'en rechercher la cause.

La séparation de la médecine d'avec la chirurgie nous paraît pouvoir être expliquée à l'aide des considérations suivantes. Si l'on y fait attention, la cause des maladies externes, telles que les coupures, déchirures, morsures, les piqures, les fractures, déboitures, n'offre rien d'extraordinaire, parce que cette cause est toujours matérielle, ostensible, et par conséquent connue. Celle des maladies internes, *totius substantiæ*, est au contraire tout occulte, et souventces maladies ont un aspect effrayant. On sait l'impression de crainte et d'épouvante que fait, sur ceux qui en sont témoins, la présence d'un épileptique, d'un hydrophobe, d'un fou furieux, d'un homme vivement agité par une fièvre ardente : ces maladies agissent donc puissamment sur l'imagination de la multitude simple et ignorante. Ceux qui ont étudié l'homme savent qu'il existe en lui une disposition innée qui le porte, par sentiment, à attribuer à une cause supérieure tout ce qui le frappe et dont il ne peut se rendre compte. Par sentiment, la cause des maladies internes qui étaient inconnues fut regardée comme ayant quelque chose de surnaturel, de divin. C'est dans ce sens qu'on doit entendre le mot *divin*, employé par les anciens : de là l'épilepsie reçut le nom de maladie sacrée.

Mais c'était principalement dans les grandes calamités publiques, telles que les maladies épidémiques et contagieuses, comprises par les anciens sous la dénomination générique de peste, que l'effroi et la confusion portés à leur comble s'emparaient du peuple. Les prêtres, chargés de le contenir dans ces conjonctures d'autant plus difficiles qu'ils n'avaient et qu'il n'y avait rien à opposer au mal, s'avisèrent du seul expédient qui pouvait les tirer d'embarras :

ce fut d'annoncer solennellement qu'il était l'effet de la colère des Dieux. Dans Homère, Calchas, grand-prêtre de Jupiter, déclare aux chefs de l'armée des Grecs que la peste qui ravage le camp est l'effet de la colère d'Apollon, à cause de l'injure faite à Chrisès, grand-prêtre de ce dieu, et qu'il ne cessera d'appesantir son bras qu'on n'ait rendu sans rançon la belle Chriséis à son père, et conduit à Chrisès une hécatombe sacrée. Cet expédient servit à venger le prêtre d'Apollon, outragé par le rapt de la belle Chriséis, et donnait l'autorité nécessaire pour rétablir l'ordre et faire exécuter des mesures d'hygiène publique et privée, telles que la sépulture des morts, des purifications, l'abstinence des choses qui pouvaient entretenir la maladie. Pendant que toutes ces choses se pratiquaient, le fleau passait. Le dieu fort et jaloux des Hébreux, Adonaï, commande à Moïse de faire sortir du camp les lépreux, et de les tenir séparés du peuple. Les secours qu'on pouvait attendre dans les calamités publiques et dans toutes les maladies dont la cause était occulte appartenant plus à la religion qu'à la médecine, voilà, d'après ces considérations et le témoignage de l'histoire, comment la médecine, qui était une partie de l'art de gouverner les peuples, put passer dans les mains des prêtres, et comment elle se trouva séparée de la chirurgie.

La médecine externe, sans conséquence, comme une œuvre des mains, qui consiste plus dans la pratique que dans une théorie relevée, continua d'être exercée publiquement, et peut-être par des hommes illettrés, qui y sont plus propres et plus experts que des érudits. Hérodote raconte que Démocrite de Crotone guérit Darius, fils d'Hystape, d'une luxation de pied dont les médecins égyptiens aggravaient la douleur, au lieu de la calmer. Il délivra également Atossa, femme de ce prince, d'un ulcère à la mamelle, regardé jusque là comme incurable.

Les prêtres s'étaient emparés de la médecine par nécessité et pour l'avantage des peuples. Dans ces temps d'ignorance elle était dans les mains de ces chefs suprêmes des sociétés un moyen de les contenir et de les diriger dans les grandes et difficiles occasions qui pouvaient se présenter. Mais la possession du titre de médecin ne leur donnait pas la science. Il fallait autre chose que des sacrifices et des vœux aux malades qui venaient de toutes parts réclamer du soulagement à leurs douleurs. Il fallait que les ministres des autels ne fussent pas au-dessous du peuple qui venait reconnaître leur supériorité en s'adressant à eux : car il existait déjà une médecine; quelques remèdes dus au hasard ou à des circonstances heureuses couraient le monde depuis long-temps. Ce fut, selon toute apparence, dans ces conjonctures et d'après ces considérations puissantes que l'on reconnut la nécessité de s'adonner à l'étude particulière de la médecine, et que l'on consacra des temples et fonda des écoles pour la culture en grand de cette branche de la philosophie. Pour la Grèce, l'époque de ces institutions paraît correspondre à la fondation du temple d'Esculape à Épidaure, à laquelle succéda l'établissement des écoles de Rhode, de Cos, de Gnide, et d'autres encore par la suite. Dans ces temples, comme nous l'avons dit ailleurs, et dans ces écoles qui pouvaient leur être affiliées, les ministres de la santé, animés d'un même esprit, se livraient à l'observation et à la guérison des maladies. Ils recueillaient en même temps les faits nombreux de tout genre et les documents précieux qui devaient plus tard servir de base aux travaux d'Hippocrate.

Le témoignage de Pausanias peut être ici d'un grand poids. Cet historien, dans son voyage de Corinthe, en parlant du temple d'Epidaure, dit : Le bois consacré à Esculape est de tous côtés entouré de grosses bornes, et dans cette enceinte on ne laisse mourir aucun malade ni accoucher aucune femme non plus que dans l'île de Delos..... Il y avait autrefois dans le même lieu un grand nombre de colonnes, mais il n'en est resté que six, sur lesquelles sont écrits les noms de ceux que le dieu a guéris, la maladie que chacun avait et la manière dont il a été guéri. Le passage de Pline où il est dit que la médecine est restée dans l'obscurité la plus profonde depuis la guerre de Troie jusqu'à celle du Péloponnèse ne peut pas signifier que cet art soit demeuré sans culture pendant ce laps de temps, mais seulement qu'il est resté dans les temples et dans les écoles, exclusivement réservé aux prêtres et aux médecins initiés, qui tenaient son enseignement secret.

Nous ne pousserons pas plus loin nos réflexions sur les causes qui occasionèrent la séparation de la médecine d'avec la chirurgie. Nous ferons seulement à ce sujet une remarque qui doit trouver place ici : cette remarque est que la médecine et la chirurgie ont été séparées ou réunies selon que les peuples ont été barbares ou civilisés. En Grèce elles étaient séparées du temps de la guerre de Troie ; après celle du Péloponnèse, et dans les siècles qui suivirent, elles furent réunies. A Rome elles furent réunies du temps de Cicéron, après avoir été séparées dans les siècles précédents. Les prêtres d'Esculape ne pratiquaient point la chirurgie. Archagatus, médecin des blessures, *medicus vulnerarius*, n'exerçait point la médecine. Dans les temps qui suivirent la décadence de l'empire romain, les peuples rentrèrent dans la plus profonde barbarie ; la médecine rentra dans les attributions du sacerdoce, et la chirurgie fut pratiquée par des espèces de valets aux ordres des médecins. Depuis que l'instruction est devenue générale en Europe, ces deux branches de l'art de guérir marchent de pair, et cela doit être quand le savoir est égal de part et d'autre. Reprenons la suite de notre discours, et, comme nous l'avons annoncé, faisons la revue des médecins et des philosophes anciens qui ont eu le plus d'influence sur le sort de la médecine, en commencant par ceux qui furent contemporains d'Hippocrate.

Le premier dont il sera question est Alcmæon de Crotone, disciple de Pythagore, et qui précéda de quelque temps Hippocrate.

Ce philosophe médecin se distingua parmi tous ceux dont nous parlerons comme étant le premier qui se soit adonné à la dissection des brutes et qui ait écrit sur la physiologie; on lui fait honneur de la découverte du conduit de l'oreille qui s'ouvre dans la bouche. Mais il ne fut pas aussi heureux dans les tentatives qu'il fit pour savoir comment le fœtus se nourrit dans la matrice. Plutarque dit qu'il regardait la semence comme une portion du cerveau.

Alcmæon adopta ou imagina une théorie des maladies contre laquelle Hippocrate s'est élevé par la suite.

Après Alcmæon vint Démocède de Crotone, qui vivait, selon Eusèbe, vers la 56e olympiade.

Hérodote nous apprend qu'il fut attaché à la personne de Polycrate, tyran de Samos, et qu'il se rendit célèbre en guérissant Darius, fils d'Histape, ainsi qu'Atossa, femme de ce prince. Nous avons déjà parlé de ces deux guérisons. Voilà tout ce que l'on sait de ce médecin.

A Démocède succéda Acron d'Agrigente, lequel existait vers la 84e olympiade.

Acron s'éleva vivement contre les philosophes de son temps; il leur reprochait de se laisser entraîner par leur imagination et de ne pas s'attacher assez à considérer les phénomènes de la nature.

Pline rapporte que, soutenu de l'autorité d'Empédocle, il fonda la secte des empiriques en Sicile. Celse dit que ce fut Sérapion, et d'autres Philénus de Cos.

Acron délivra la ville d'Athènes de la peste dans le temps de la guerre du Péloponnèse en faisant brûler des parfums et allumer de grands feux dans la ville.

Nous avons déjà parlé de Démocrite, lorsqu'il a été question des anatomistes; nous ne le ferons figurer ici que pour faire voir qu'avant Claude Quillet, auteur de la *Callipédie*, Robert, auteur de la *Mégalanthropogénésie*, et M. Millot, accoucheur, des hommes célèbres s'étaient occupés du même sujet qu'eux, puisqu'on lit dans Pline que le philosophe d'Abdère possédait une recette pour avoir de beaux enfants vertueux et heureux.

Vers le temps de Démocrite vivaient à peu d'intervalle l'un de l'autre deux médecins portant le nom d'Hérodius ou d'Hérodicus. Le premier fut précepteur d'Hippocrate, comme nous l'apprenons de Soranus; le second avait le surnom de Silymbrianus, et fut disciple du même Hippocrate. Suivant Pline, ce dernier institua la médecine iatraleptique et créa un impôt en faveur des baigneurs.

Hérodicus, ou plutôt Prodicus Sylimbrianus, adopta la méthode de Patronas, qui avait institué la gymnastique médicinale. Il paraît qu'il s'écarta de la méthode de Patronas, car on lui reprochait de tuer les fébricitants par les excès de la course et de la lutte qu'il leur prescrivait. Hippocrate a fortement condamné la méthode de ce médecin. D'autres font honneur à Icus d'avoir réduit en principes la gymnastique médicinale, et à Hérodicus de l'avoir portée au plus haut point de perfection.

Il y a eu un troisième Hérodicus, disciple de Cratès, qui a laissé divers ouvrages dont Suidas donne le dénombrement.

Après Prodicus Sylimbrianus vinrent Dioclès Carystius, Praxagoras, Chrisippe. Ces trois médecins marchèrent sur les traces d'Hippocrate. Pline présente cependant Chrisippe comme un discoureur inépuisable, qui adopta une nouvelle méthode à laquelle Erasistrate fit depuis quelques changements.

A ce médecin succéda Hérophile, qui professa la médecine à Alexandrie; cependant il ne s'écartait pas de la méthode de ce dernier, qui était la plus généralement adoptée. Il établit le premier pour principe de rechercher la cause des maladies; il condamna toutes les sectes existantes alors et qui se combattaient.

Avant lui, Ægiuius avait étudié le pouls; il fut le premier qui connut son état par les temps de la musique. Sa méthode fut abandonnée, parce qu'il fallait avoir étudié cet art pour l'entendre.

Hérophile se rendit célèbre par ses connaissances anatomiques, et se fit honneur par des découvertes dans cette partie. On rapporte qu'il disséqua plus de trois cent cadavres pour connaître la structure du corps. Des médecins, et surtout Sébastien Leclerc, doutent de ce fait, rapporté par Tertulien : il n'est pas possible d'élever les mêmes doutes sur la dissection des corps vivants qu'il pratiqua sur des criminels condamnés au dernier supplice, ou il faudrait nier ce que Celse avance à ce sujet. Avec toutes ces connaissances il fut enclin à l'empirisme.

Hérophile eut pour contemporain Erasistrate, né de la fille d'Aristote, et non moins distingué par son savoir que par sa naissance. Ainsi que Hérophile, il professa la médecine à Alexandrie; mais ce qui mit le comble à sa gloire fut d'avoir reconnu l'amour de Soter pour Stratonice, sa belle-mère.

Ses écrits, ainsi que ceux d'Hérophile et de beaucoup d'autres, ont péri dans l'incendie de la bibliothèque des Ptolémées, lors de la guerre de César contre Pompée; mais ce que la tradition a conservé de lui peut faire juger qu'il était systématique, et surtout partisan des hypothèses. Celse, en parlant des fonctions naturelles, et surtout particulièrement de la digestion, sur laquelle l'opinion des médecins était partagée, nous apprend qu'Érasistrate supposait qu'elle se fait par une sorte de broiement, ou, comme on le dit de nos jours, par trituration; tandis que Plistonicus, disciple de Praxagoras, l'attribuait à la putréfaction, et qu'Hippocrate la regardait comme une coction des aliments.

L'on voit, à mesure que nous avançons, se vérifier ce qui a été dit précédemment de l'influence de l'anatomie et de la physique sur la médecine. Il est évident que l'hypothèse de *la* trituration, créée ou adoptée par Erasistrate, porte sur des notions d'anatomie ou d'histoire naturelle. Ces deux branches de connaissances avaient fait des progrès par les travaux d'Aristote. Il est également évident que l'idée de putréfaction, rapportée à la digestion par Plistonicus, n'est qu'une idée suggérée par la physique. Quant à la coction des aliments, il est facile de reconnaître qu'elle appartient à ces temps de simplicité dont nous avons parlé, où, dans l'ignorance totale de l'organisme, les fonctions du corps humain étaient assimilées aux opérations des différents arts cultivés pour les besoins de la vie.

Les progrès des connaissances en tout genre occasionèrent des changements utiles dans la médecine; mais ces changements se succédaient par degrés et avec lenteur, quand un événement inattendu, aussi célèbre dans le monde qu'il était offensant pour les médecins, fut l'occasion d'une révolution qui vint tout bouleverser dans la médecine. Cette révolution offre un exemple mémorable de ce que peuvent le lieu, l'état de la société, les circonstances, et un homme seul.

Sous le consulat d'Æmilius et de Cassius, quatre-vingts ans après Erasistrate, Rome vit, pour la première fois depuis sa fondation, un médecin dans ses murs. Archagatus, médecin des blessures, *medicus vulnerarius*, vint du Péloponnèse s'établir dans cette ville. Son arrivée causa d'abord du plaisir; mais, quelque temps après, la cruauté avec laquelle il employait le fer et le feu lui fit donner le nom de *Bourreau*. Sa pratique finit par inspirer une telle aversion pour toutes les parties de l'art de guérir, qu'il fut chassé de la ville, et avec lui tous les médecins.

Caton le Censeur eut part à cette expulsion par ses écrits; mais ses conseils, et les mesures qu'il prit ou fit prendre pendant sa censure, ne purent garantir Rome de la mollesse et du luxe qu'introduisirent ses conquêtes. On avait chassé les médecins; mais le besoin de la médecine devenait de jour en jour plus nécessaire, et un siècle s'était à peine écoulé qu'on les reçut, ou peut-être qu'on les rappela.

Les médecins étaient rentrés depuis peu dans Rome, ils exerçaient leur art avec prudence, et peut-être avec une réserve entretenue par le souvenir du passé. Cependant les dispositions des Romains étaient bien changées: on pouvait tout risquer avec eux. Asclépiades, originaire de Pruse, en Bythinie, qui avait d'abord enseigné l'éloquence à Rome, quitta la profession de rhéteur pour embrasser celle de médecin, dans laquelle il acquit en peu de temps une réputation extraordinaire par des moyens plus extraordinaires encore. N'ayant jamais étudié la médecine, ignorant par conséquent les remèdes qui étaient en usage, soit qu'il jugeât qu'il lui serait plus facile d'inventer la médecine que de la retrouver dans les nombreux écrits des médecins d'alors, qui n'étaient pas d'accord sur les premiers principes de leur art, soit qu'il jugeât autrement, son premier soin fut de blâmer magistralement tout ce qui se faisait, et de condamner sans réserve tout ce qui avait été dit avant lui. Il parlait bien, il parlait agréablement et de manière à persuader : on le crut, et, pour ne pas y revenir à diverses reprises, il osa attaquer Hippocrate, jusque là l'objet de la vénération. L'ironie fut l'arme aussi perfide que sûre dont il se servit. Asclépiades, en affectant de dire que les œuvres d'Hippocrate n'étaient *qu'une méditation sur la mort*, allait, à coup sûr, à son but. Il voulait moins briller par un trait d'esprit que lancer un sarcasme contre un homme qui lui portait ombrage, et même qui s'opposait à ses desseins. Tous ceux qui ont eu l'ambition de devenir chefs de secte n'ont jamais manqué de dire du mal des hommes dont il était de leur intérêt d'anéantir la réputation et le crédit. Or Asclépiades était de ce nombre. Celui qui prétendait ressusciter les morts, et dont le moindre mérite était de charmer ses auditeurs et de guérir les malades, devait faire peu de cas du vieillard qui avait la bonhomie de parler de ses revers et de taire ses succès. En effet Hippocrate compte souvent ses morts à l'exclusion ou de préférence aux sujets qui avaient guéri par ses soins. Celui qui refusait d'aller à la cour de Mithridate, malgré les pro messesfaites pour l'y attirer; celui qui ne voyait que les personnages les plus illustres de Rome, et qui avait pour amis les Cassius, et d'autres non moins célèbres, celui-là sans doute devait trouver Hippocrate bien au-dessous de sa célébrité, lorsqu'au lieu de mettre en tête de ses observations particulières : *Princeps quidam serenissimus*, il les commençait ainsi : *Meto decumbebat.*

On fait honneur à Asclépiade de son refus d'aller à la cour de Mithridate ; mais il aurait fallu pénétrer dans sa pensée, et s'assurer avant si ce médecin n'avait pas regardé la cour d'un roi comme un théâtre trop borné pour son ambition. Rome, la maîtresse du monde et la dispensatrice de la renommée et de tous les genres de faveurs, méritait la préférence ; d'ailleurs celui qui avait jugé les Romains pouvait prévoir l'issue des affaires de Mithridate.

La préférence qu'Asclépiade donna à Rome sur toute autre ville eut peut-être pour motif secret un sentiment qui est bien vif et bien puissant chez les hommes. Il avait pu être témoin de l'expulsion des médecins et de l'injure faite à la Grèce par cet acte de violence de la part du peuple romain. Il avait dans ses mains les discours de Caton : les sorties aussi brusques qu'offensantes de ce rigide censeur contre les philosophes et les Grecs en général étaient bien faites pour donner plus que de l'humeur à un homme de sa trempe. Il put donc entrer dans les desseins d'Asclépiade de s'établir à Rome, pour venger l'honneur de la Grèce en s'emparant d'un art qui, de même qu'une magistrature suprême, pouvait soumettre à ses lois et à ses volontés le peuple romain, si orgueilleux.

Connaissant Rome pour l'avoir pratiquée comme orateur et comme philosophe, il lui fut facile de juger de la pente des esprits, et de trouver dans l'état moral de cette ville la maladie véritable dont elle était atteinte. Il fonda sur cette base assurée la certitude de ses succès et l'espoir d'un triomphe éclatant. Il dut s'allier à ces hautes pensées un grand fonds de mépris pour la cité bassement orgueilleuse qu'il voulait réduire.

Alors la raison n'était plus écoutée à Rome; la religion était sans empire; tout était corruption et désordre. Il comprit que la vraie médecine était inutile aux Romains, ils n'en étaient pas dignes; et que pour parvenir à ses desseins, il faillait flatter leurs passions, caresser leurs faiblesses et applaudir à leur folie: c'est ce qu'il fit. Archagathus s'était fait haïr par une pratique cruelle : il rendit moins redoutable les opérations dans certaines maladies; il condamna les vomissements, dont l'usage était porté à l'excès; il substitua à des breuvages dégoûtants l'eau et le vin, qu'il trouva moyen de faire servir à la guérison des maladies; il s'attacha à des inventions commodes; ce qui le fit recevoir agréablement. Il imagina d'autres moyens de plaire, tels que les lits suspendus, les bains, pour lesquels on avait la passion la plus forte; il employa mille douceurs qui flattaient les malades. Tout le monde courut après lui. Différents abus servirent Asclépiade dans sa réforme. On étouffait alors les malades, pour provoquer les sueurs; on les exposait à un soleil ardent.

Nous ne dirons pas qu'il loua les grands et les riches; qu'il fit la cour aux dames romaines, sans oublier les jeunes et belles esclaves qui étaient les confidentes de leurs maîtresses; qu'il se lia d'amitié avec les orateurs renommés et les hommes de lettre célèbres; qu'il composa des livres, qu'il prononça des discours étudiés dans des réunions distinguées; enfin qu'il fut affable et gracieux à tous : ces moyens de célébrité sont de tous les temps, et ils n'ont été négligés dans aucun.

Asclépiade s'éleva par son genie et par les ressources de son esprit à la gloire à laquelle son ambition avait aspiré; et s'il avait conçu quelque dessein de vengeance contre les Romains, la fortune combla ses vœux. Alexandre avait tourné ses armes contre l'Asie, et en avait fait la conquête pour venger la Grèce. Asclépiade, avec moins d'appareil et non moins de succès, vengea dans Rome cette même Grèce offensée par Rome : car il hâta sa décadence, à laquelle conspiraient ses richesses, en rendant pusillanimes et tremblant pour la vie ceux qui, peu de temps avant, faisaient mépris de la mort; et, par une suite nécessaire de ce changement dans les mœurs, il rendit Rome tributaire de la Grèce par les sommes immenses que les médecins imposèrent sur leurs malades. L'humeur de Pline, lorsqu'il parle de la médecine et des médecins, et de leur excessive fortune, n'est autre chose que l'aveu forcé de cette vérité humiliante pour son pays.

Cette révolution faite dans la médecine par un homme qui n'était pas médecin ne devait pas être funeste aux Romains seuls; elle devait l'être à l'art, et par contre-coup à l'humanité, et pour une longue suite de siècles. Elle devait être funeste à l'humanité parce qu'Asclépliade fut le premier qui détourna la médecine de sa fin auguste, pour en faire un moyen de célébrité et de fortune. Alors l'égoïsme fut substitué à la bienfaisance, et la passion la plus vile remplaça le plus noble comme le plus doux des sentiments. Elle devait être funeste à l'art par d'autres raisons. Avant Asclepliade les médecins avaient été partagés d'opinion sur les fonctions des parties et sur d'autres questions relatives aux maladies, tel était l'effet des progrès de l'anatomie et des autres sciences, et de la subtilité introduite dans la philosophie. C'était d'ailleurs pour les médecins et pour les philosophes grecs, jaloux de la gloire, un moyen de briller dans le monde. Mais toutes les opinions, toutes les disputes, n'avaient pas encore franchi le seuil des écoles et des académies où elles avaient pris naissance, elles n'étaient encore que des spéculations de l'esprit, sans application, ou des prétentions qu'on déposait en sortant. Au lit du malade il n'en était plus question ; les médecins conservaient le respect dû à la doctrine d'Hippocrate et suivaient religieusement sa méthode. Quand Ascépliade eut décrédité cette méthode, quand une fois il eut substitué le prestige du raisonnement à l'autorité des faits et de l'expérience, quand enfin il eut changé totalement la face de la médecine en établissant une théorie nouvelle à laquelle sa pratique se trouva subordonnée, l'art fut anéanti, et tout fut perdu. La médecine ne reposant plus sur quelque chose de réel, elle devint un pur jeu de l'esprit, et l'art de séduire par la parole passa pour l'art de guérir.

Asclépliade avait appris comment on peut acquérir un grand renom et concilier la faveur publique. Cette leçon ne fut pas perdue pour ceux qui vinrent après lui. Il avait à peine cessé de vivre que Thémison de Laodice, l'un de ses disciples, suivit son exemple. Asclépiades avait rejeté tout ce qui avait été dit avant lui; Thémison abrégea le système de son maître, corrigea sa théorie, qui était subtile et embarrassante, et sur ses ruines fonda la secte des méthodistes.

Cette secte grossit rapidement par les facilités que sa doctrine présentait: en effet elle dispensait de longues études, six mois suffisaient pour en savoir autant que les plus habiles: Ajoutons que la doctrine des méthodistes à un côté bien séduisant.

Hérophile avait établi pour principe de rechercher la cause des maladies; Thémison soutint que ces recherches n'appartenaient pas à la médecine curative, et qu'il suffisait, pour atteindre son but, d'être assuré de l'état des corps malades, et si ils péchaient par trop de rigidité ou par trop de relâchement de leurs fibres. Il ne voyait rien au-delà. D'après cette nouvelle manière de considérer les corps malades, le traitement des maladies devait se régler sur ces deux indications principales, et consister à relâcher s'il y avait rigidité, et à resserrer s'il y avait relâchement : voilà en peu de mots l'exposition de la doctrine fameuse du *strictum* et du *laxum* des méthodistes, laquelle fut en crédit pendant cent trente ans environ, c'est-à-dire jusqu'à Gallien. Cependant elle reçut un échec.

Pline rapporte qu'Antoine Musa, médecin d'Auguste, tira le prince d'un très grand danger en suivant une méthode contraire à celle de Thémison. C'était fait de cette dernière. car en toutes choses et par toute la terre, les courtisans par flatterie, et le grand monde par bon ton, sont imitateurs des princes. Tous voulurent avoir Musa pour médecin et être traités comme Auguste, quelle que fût leur maladie. Mais un second événement, aussi triste que le premier avait été heureux, décida autrement : les bains froids, qui avaient si bien réussi à Auguste, ayant été funestes à Marcellus, la mort de ce prince, les délices du peuple romain, jeta de la défaveur sur les bains et sur la méthode de Musa ; et, par contre-coup, celle de Thémison reprit son crédit, et continua de prévaloir sur toutes les autres jusqu'à Gallien.

Nous avons vu que la médecine devait son origine à la nécessité, ses progrès à la sagesse, sa perfection à l'expérience éclairée par l'observation, ses développements à la culture des sciences, ses écarts à l'abus de la philosophie, sa décadence à l'ambition de la gloire et surtout à la cupidité. La guérison d'Auguste et la mort de Marcellus, rapportées par Pline avec toutes leurs circonstances, offrent le premier exemple de l'influence que les événements heureux ou malheureux qui intéressent d'illustres personnages aient eue sur la médecine en opérant dans cet art deux révolutions auxquelles le crédit et l'importance de ces mêmes personnages ont eu plus de part que la raison. En effet, sans l'événement fâcheux de la mort de Marcellus, la guérison d'Auguste aurait mis en vogue pour long-temps la méthode de Musa, en faveur de laquelle cette guérison ne prouvait pas grand'chose, et du même coup elle aurait fait tomber dans le discrédit celle de Thémison, contre laquelle elle ne prouvait rien. La guérison d'Auguste prouvait incontestablement que Musa avait bien jugé la maladie d'Auguste, ou tout au moins qu'il avait eu raison cette fois d'abandonner la méthode de Thémison; mais elle ne décidait rien contre cette dernière, qui pouvait avoir son avantage dans un autre cas où celle de Musa aurait été nuisible. Peut-être la méthode de Thémison eût-elle réchappé Marcellus.

Il est à croire que quelques médecins prudents, *rari nantes*, improuvaient cette manière de voir exclusive, aussi dangereuse qu'elle est contraire au bon sens; mais que peut la raison contre l'aveuglement et l'engouement général? et combien durent être victimes de la confiance qu'on avait dans la méthode de Musa, avant que la mort de Marcellus fût venue dessiller les yeux de la multitude et des médecins!

La doctrine des méthodistes partage le vice de tous les systèmes de médecine; mais nous remarquerons qu'il lui appartient spécialement d'exposer les médecins à donner tantôt dans un excès, tantôt dans l'excès contraire, sans qu'il leur soit permis de garder un juste milieu ou de se placer au point que les circonstances de chaque moment exigent : voilà ce que l'expérience a fait connaître. En abandonnant la pratique de Thémison pour celle de Musa et en rejetant ~~cette~~ dernière pour reprendre celle de Thémison, les médecins de Rome n'ont pas fait autrement. La méthode de Thémison était relâchante, s'il est permis d'en juger par son moyen favori, qui était les bains chauds. Celle de Musa, qui consistait dans l'usage des bains froids, avait un effet contraire. On passa donc d'un excès à l'autre, et tel sera toujours l'effet de la doctrine des méthodistes. S'il était permis de rapprocher l'époque où nous vivons de celle des Thémison et des Musa, nous verrions la même versatilité se reproduire dans l'exercice de la médecine par les mêmes causes.

Depuis qu'Hoffman a ressuscité la doctrine

des méthodistes en établissant celle du *spasme* et de l'atonie, on a vu les médecins passer brusquement de la méthode la plus excitante à celle qui est la plus débilitante. Exemple inconcevable : il n'y a pas encore dix ans qu'on faisait un étrange abus du quinquina, du camphre, des vésicatoires et des vins généreux; aujourd'hui il n'est plus question de tout cela : on trouve à peine en France assez de sangsues et de gomme arabique pour l'usage des malades, et cela est dit avoir fait faire à la médecine un grand pas!

Au milieu de ces révolutions opérées dans la médecine, et qui marchaient, chose remarquable, de pair avec les événements du temps et ces terribles révolutions dont Rome était agitée, la doctrine du vieillard devait être tombée dans l'oubli, et même dans le discrédit, avec une apparence de raison : car, dans l'état où se trouvaient les habitants de Rome, les observations d'Hippocrate pouvaient paraître inexactes ou imaginaires. La doctrine des crises pouvait être contestée. Le désordre moral qui s'était introduit dans la grande cité entraînait inévitablement un désordre non moins grand dans l'homme physique. A Rome comme dans Paris et dans les grandes villes de notre temps, à des générations fortes et vigoureuses avaient succédé des générations bâtardes, qu'affaiblissait chaque jour une civilisation devenue funeste par son excès. Des tableaux tracés d'après l'homme de la nature devaient manquer de justesse lorsqu'on voulait les retrouver dans l'espèce dégradée. Dans ces temps-là comme dans le nôtre, les observations de médecine ne présentaient plus l'homme de tous les temps, mais seulement l'état de l'homme du moment. Alors, dans ces temps-là comme dans le nôtre, la médecine devait être toute d'exception. Il est à regretter que quelque médecin philosophe n'ait pas tracé de main de maître le tableau particulier des changements opérés dans l'homme physique par la civilisation arrivée au point où elle se trouvait sous les empereurs. Ce sujet méritait d'être traité. Le tableau de ces changements n'aurait point été perdu, ou plutôt il aurait été d'un grand secours pour les temps où nous vivons, à cause de l'analogie que ces deux époques peuvent avoir entre elles. Malgré la différence du climat, des mœurs et d'une foule de causes particulières qui appartiennent à chaque temps et à chaque peuple, il est digne de remarque qu'à Paris comme à Rome, du temps des Thémison, des Musa et d'autres, Hippocrate jouit de peu de faveur, ou plutôt qu'il n'est point compris peut-être par les mêmes raisons qui le dépréciaient aux yeux des médecins de Rome ancienne.

Voilà en abrégé la transition des temps compris depuis Hippocrate jusqu'à Gallien, et une histoire succincte de la médecine et de la philosophie qui furent professées dans cet intervalle. On y a pu voir qu'au milieu des progrès des connaissances humaines la médecine resta stationnaire, ou plutôt qu'elle dégénéra, ce qui doit être rapporté aux écarts de la philosophie. Les principes fondés sur l'expérience et l'observation, qui avaient été ceux de l'antiquité et qui furent ceux d'Hippocrate et des médecins jusqu'à l'apparition des philosophes, cessèrent d'être en crédit par leur influence. De ce moment il n'y eut plus d'unité en médecine, plus d'accord entre les médecins : à l'exemple des philosophes, ils firent secte, et chacun eut ses principes, sa doctrine et ses partisans.

Une des grandes erreurs de ces temps, ce fut celle de croire que la médecine pouvait être recommencée par tous ceux qui voudraient l'entreprendre, et qu'elle pouvait être fondée sur des bases autres que celles établies. Cette erreur, qui avait sa source non pas dans la philosophie, ainsi que je l'ai déjà fait observer, mais dans l'abus de l'esprit et du faux savoir, suscité par l'ambition de la gloire et des richesses, fut très funeste dans ses conséquences.

Les vues des médecins, leurs travaux, prirent des directions différentes ; chacun se trouva isolé. La médecine, qui jusque alors avait dû son avancement, sa certitude et son unité de pratique, à une réunion d'efforts successifs dirigés dans un même esprit et vers un même but, cessa de faire de véritables progrès ; elle perdit même une partie de ce dont elle était en possession, et de beaucoup de faits qu'elle avait acquis avec beaucoup de temps, de soins et de constance.

Les différentes sectes qui s'étaient élevées durant la période de temps que nous avons parcourue s'éteignirent les unes après les autres. Mais, après avoir divisé les médecins pendant leur règne, elles influèrent encore sur le sort de la médecine après leur extinction. Il arriva ce qui doit se répéter dans des circonstances semblables, et ce dont nous avons été témoins, dans les temps modernes, et même de nos jours, la médecine devint un composé hétérogène des différentes doctrines qui avaient eu cours précédemment. On mit plus d'ordre à mesure qu'il y eut plus d'incohérence.

Ce fut après ces révolutions et sur ces entrefaites que Gallien vint. Elevé dans l'étude de la philosophie et des belles-lettres, après avoir parcouru les principales villes de la Grèce et visité Alexandrie, ville célèbre alors par son commerce, ses arts, et la réunion des philosophes de toutes les sectes, il finit par se fixer à Rome et fonder une nouvelle doctrine.

En homme habile, qui connaissait la puissance attachée aux grands noms, Gallien s'étaya de l'autorité d'Hippocrate, qu'il remit en honneur et en crédit par le culte qu'il lui rendit; mais ce fut moins, selon toute apparence, pour le suivre que pour faire adopter ses propres vues et ses idées. Il vanta l'excellence des principes du vieillard de Cos, le donna comme un modèle parfait; mais il ne se crut pas obligé d'être toujours fidèle à ce modèle.

Il n'est point de notre sujet de faire voir de combien il s'en écarta, ni de tenir compte des emprunts qu'il fit à ses prédécesseurs. Il suffira de dire que les observations d'Asclépiade et d'autres sur le pouls, qu'il adopta, qu'il étendit ensuite et qu'il appliqua à la connaissance de la fièvre, changèrent totalement la théorie et la pratique de cette affection. La remarque suivante peut donner quelque poids à notre sentiment : tant que la fièvre fut regardée comme un excès de chaleur, on s'en assura par le moyen du toucher pratiqué sur les diverses parties du corps : telle était la pratique d'Hippocrate et celle de ses prédécesseurs. Mais du moment où l'état de la circulation fut regardé comme faisant partie de la fièvre, on jugea de cette affection en explorant le pouls, et ce moyen est encore celui qui sert de boussole aux médecins cliniques.

Ce changement introduit dans la pratique de la médecine est peut-être, dans toute son histoire, ce qu'il y a de plus remarquable et de plus capable de piquer la curiosité. Comment faisaient les médecins grecs et dans quel embarras se trouveraient les médecins de nos jours s'il leur était interdit de consulter le pouls, je ne dis pas dans les maladies où il peut éclairer sur l'état des malades, mais dans les maladies où il ne peut rien apprendre.

En comparant donc la pratique des anciens avec celle des modernes, ainsi que nous l'avons fait, on est conduit à reconnaître qu'Hippocrate et les médecins grecs avant lui jugeaient des maladies par le moyen de la fièvre, tandis que dans la pratique ordinaire, qui est celle de Gallien, on juge de la fièvre par le trouble des fonctions et l'état de la circulation.

Nous ne déciderons pas si le résultat est le même, ce qui nous paraît douteux; mais nous sommes forcé de reconnaître que la théorie et la pratique des uns et des autres sont entièrement opposées.

Une autre remarque se présente à faire : elle regarde la fortune particulière de Gallien. Il est dans les vœux d'une ambition élevée de vivre éternellement dans la mémoire des hommes; mais un très petit nombre de personnes y parviennent. Tel a fait le sacrifice entier de sa vie et de ses affections qui est tombé le moment d'après dans un profond oubli; tel autre, si on peut le dire, est passé en jouant à la postérité. Il en est d'autres enfin qui, n'ayant rien négligé de ce qu'il fallait faire pour y arriver, ont réussi; mais aussi le hasard et des circonstances favorables y ont contribué beaucoup. Telle a été l'exception heureuse dans laquelle Gallien s'est trouvé. Associé à la gloire d'Hippocrate, héritier de ses travaux et des découvertes de ses prédécesseurs, riche de son propre fonds, jouissant d'une réputation qui remplissait le monde, Gallien eut encore pour lui la chance heureuse de paraître peu avant le temps où l'ignorance, armée du fer et de la torche, devait plonger les nations éclairées dans une longue et profonde barbarie; venu le dernier, il se sauva du naufrage des temps à la faveur de l'art qu'il professait.

Aristote n'avait point été surpassé; il jouit du même avantage. Tous deux pendant deux mille ans se partagèrent le gouvernement de la terre, le philosophe de Stagire tenant le sceptre du monde intellectuel, le [illegible]ecin [illegible] Pergame le bâton d'Esculape.

FIN.

TABLE

DES MATIÈRES.

www.ingramcontent.com/pod-product-compliance
Ingram Content Group UK Ltd.
Pitfield, Milton Keynes, MK11 3LW, UK
UKHW020213250726
13967UKWH00003B/1448